Copyright © 2024 **Marcia Rachid**
Direção editorial: **Bruno Thys e Luiz André Alzer**
Capa, projeto gráfico e diagramação: **Renata Maneschy**
Revisão: **Camilla Mota**
Foto da capa: **Istock Photo**
Foto da autora: **Marcelo de Jesus**

Dados Internacionais de Catalogação na Publicação (CIP)
(eDOC BRASIL, Belo Horizonte/MG)

Rachid, Marcia.
R119v Vidas marcadas: histórias de sofrimento e coragem de quem enfrenta uma epidemia de preconceito / Marcia Rachid. - Rio de Janeiro, RJ: Máquina de Livros, 2024.
128 p.: 14 x 21 cm

ISBN: 978-65-86339-28-4

1. Literatura brasileira - Crônicas. I. Título

CDD B869.3

Grafia atualizada segundo o Acordo Ortográfico da Língua Portuguesa de 1990, em vigor no Brasil desde 2009.

1ª edição


Rua Francisco Serrador 90 / 902, Centro, Rio de Janeiro/RJ - CEP 20031-060
www.maquinadelivros.com.br
contato@maquinadelivros.com.br

MARCIA RACHID

# VIDAS MARCADAS

HISTÓRIAS DE SOFRIMENTO E CORAGEM DE QUEM ENFRENTA UMA EPIDEMIA DE PRECONCEITO

máquina de livros

*Dedico este livro a quem acredita que informação, respeito e amor podem vencer medo e preconceito.*

# ÍNDICE

# PREFÁCIO

RENATO FARIAS

# O mundo amoroso de Marcia Rachid

Foram as crianças que ensinaram para a futura doutora Marcia que nem só com medicamentos se constrói uma cura: também com abraços, colo e carinho. A própria Marcia, quando criança, já intuía que sua maior vocação seria "tirar a dor" de quem sofria. O que talvez ela ainda não imaginasse era que sua trajetória ficaria marcada justamente por uma escolha muitas vezes incompreensível no frio mundo da medicina: o caminho do amor.

É emocionante acompanhar a atuação amorosa da jovem médica, sobretudo em tempos tão difíceis como os que vivenciamos nas primeiras décadas da epidemia de aids. Não à toa, este livro tem epígrafes de Paulo Freire e Herbert Daniel, pois as páginas que se seguem são aliadas às trajetórias desses dois grandes brasileiros: o amor por uma educação que transforma caminha de braços dados com a paixão de quem luta diariamente pela vida.

Expondo, lado a lado, épocas distintas como a da inquisição, em que supostas bruxas eram queimadas; a do nazismo, em que judeus e homossexuais foram vítimas de um imenso extermínio; e a dos anos 1980 e 1990, quando as perdas humanas para a epidemia de aids eram quase diárias, Marcia revela que, por trás das ações que causaram tanto sofrimento, sempre esteve o preconceito. E ensina como aprendeu com as crianças que o primeiro passo para cuidar é justamente não julgar.

Marcia nos conta que muitas vezes foi questionada por seus pares, e segue sendo, pela forma como se relaciona com seus pacientes – e por seus próprios pacientes, quando os acolhe sem julgamento: "Doutora, de que planeta você veio?". A estranheza em encontrar uma competente médica que escolhe acolher e conviver, em vez de apenas prescrever e não se comprometer, demonstra o quanto é preciso reiterar o ensinamento das crianças.

Com seu livro anterior, "Sentença de vida", o mundo amoroso de Marcia Rachid ficou conhecido não apenas por meio da literatura, mas também através do teatro, onde, pelas mãos do talentoso Gilberto Gawronski, ganhou um aliado irresistível: o bom humor. Acostumados como estávamos a falar da aids apenas pela lente do sofrimento, foi um bálsamo perceber que, se estamos vivos, é sobretudo para dar gargalhadas e, com isso, reforçar nossas relações de afeto e, consequentemente, nossa imunidade.

Neste novo livro, Marcia reafirma a aposta nos vínculos afetivos para seguir fomentando pequenas revoluções, subversiva que é; apresenta informações fundamentais para conviver com a diversidade com ainda mais respeito; e ainda conta a história de dezenas de pessoas conhecidas e anônimas para homenagear os pioneiros que lutaram por um mundo menos desigual.

Mas calma lá!

A própria Marcia faz questão de desmistificar sua atuação, deixando claro que não se trata de possuir superpoderes, mas de lembrar constantemente que é preciso coragem para vencer o medo e que, ainda que muitas vezes pareça difícil encontrar a saída, é imprescindível sempre voltar a sonhar com um mundo que flua preferencialmente pelo caminho do amor!

**Renato Farias**

*Ator e diretor da Companhia de Teatro Íntimo e do Complexo Negra Palavra.*

*Sanitarista, roteirista e apresentador do Canal Saúde da Fiocruz.*

*"De um momento para o outro, o simples fato de dizer 'eu estou vivo' tornou-se um ato político. Afirmar minha qualidade de cidadão perfeitamente vivo é uma ação de desobediência civil. Por isso, repito constantemente, desde que soube que estava com aids, que sou vivo e cidadão. Não tenho nenhuma deficiência que me imunize contra os direitos civis. Apesar da farta propaganda em contrário."*

**Herbert Daniel** (1946-1992)

*"Claro que eles não pretendiam me ensinar o que aprendia em meu trabalho com eles! Mas foi aí que aprendi, na minha relação com eles, que eu deveria ser humilde em relação a sua sabedoria. Eles me ensinaram pelo silêncio, que era absolutamente indispensável que eu unisse meu conhecimento intelectual com sua própria sabedoria. Ensinaram-me, sem nada dizer, que eu nunca deveria dicotomizar esses dois conjuntos de conhecimento: o menos rigoroso do muito mais rigoroso. Ensinaram-me, sem nada dizer, que sua linguagem não era inferior à minha. A sintaxe que usavam era tão bela quanto a minha, quando eu analisava sua estrutura e a ouvia."*

**Paulo Freire** (1921-1997)

# Colchão vazio

Em 1982, no último ano do curso de medicina, decidi que seria pediatra. Estranho me lembrar disso após tantos anos.

Fui fazer estágio, como estudante, numa emergência do Rio de Janeiro. As crianças chegavam com todo e qualquer quadro clínico. Algumas, gravíssimas, morriam rapidamente.

Participava de plantões e acompanhava os atendimentos médicos em outro hospital, cujo serviço de pediatria era referência para doenças raras e câncer.

Gostava do que estava aprendendo, embora fosse bem difícil vivenciar aquela realidade. Cada dia poderia ser o último para a criança que sequer conhecia a vida. Não compreendiam os diagnósticos. As brincadeiras eram simples. Pequenas alegrias. Parecia que a morte não estava à espreita.

Eu me lembro de um menininho que ensinei a contar os números nos dedinhos. Ficou tão feliz. Aguardava para me mostrar que aprendera a contar até dez. Certa vez, estranhei que não o vi no corredor como habitualmente. Fui direto ao leito e avistei o colchão azul vazio, sem lençol, encostado na parede. Morrera na madrugada.

A lágrima correu. Enxerguei o sorrisinho dele contando os números.

Meu anjinho partira sem despedida. Um dos primeiros de muitos, e eu nem podia imaginar o que estava por vir.

Na emergência, chegou uma menina de uns 3 anos de idade com um quadro grave chamado abdome agudo. Foi direto para o centro cirúrgico, mas não deu para salvar. Morreu durante a cirurgia. Vi o "nó" que apresentava no intestino, formado por vermes embolados.

Terminou o ano. Sem saber a razão, desisti de ser pediatra. Voltei para o Hospital Universitário, onde estudara os seis anos de medicina, e optei pela especialização em imunologia.

Talvez, inconscientemente, quisesse acreditar que a morte, que rondara minha vida por todo aquele ano, ficaria para trás.

Em 1983, no ambulatório, veio a primeira pessoa com suspeita de aids. Não havia teste no Brasil para confirmar. O número de atendimentos aumentou rapidamente. Tentávamos aprender como lidar com as dificuldades, tanto por ser uma doença nova como por gerar tamanho preconceito.

Juntei os pedacinhos das lições aprendidas para entender qual poderia ser o meu papel diante da fase que surgia.

Com as crianças, descobri que nada precisava ser dito. Bastava ficar perto. Carinho, amor, abraço e colo foram e são essenciais.

Aprendi que silêncio fala. Os olhos também.

Fiz o mesmo com os adultos sem perceber.

# Sentimento mágico

Trocamos poucas palavras quando nos apresentaram. Consegui depois o número do telefone dele e o convidei para um evento. O vínculo surgiu sem explicação.

Contou sobre violações de direitos, agressões, violência sexual (estupro corretivo) e tudo que sofreu por ser "uma criança estranha".

Vagou pelas ruas. Esteve internado em mais de uma clínica psiquiátrica por não se encaixar nos padrões. Foi levado pelos adultos que o consideravam doente.

Aprendeu a se virar sozinho e descobriu a força e a importância da gratidão para sobreviver.

Demorou a perceber que era transgênero, mais especificamente transmasculino ou homem trans ou transhomem.

São raros nossos encontros, mas a sintonia não muda. O abraço é aconchegante e comprova o afeto. O sentimento despertado naquele primeiro instante ficou e é mágico.

Estou falando de Jordhan Lessa, escritor, palestrante, mentor de diversidade e inclusão.

# É possível se reinventar

*"Eu não conhecia ninguém igual a mim.*
*Não era hétero, não era homo, era trans.*
*Mas o que é ser trans? Eu não sabia.*
*Eu só era diferente. Precisava me reinventar."*
(João W. Nery, em "Viagem solitária –
A trajetória de um transexual em busca
de reconhecimento e liberdade")

João W. Nery (1950-2018) representa o ícone, o desbravador, exemplo para transhomens ou homens trans ou transmasculinos. Psicólogo e professor, deu palestras, depoimentos e entrevistas sobre liberdade de gênero, incentivando a busca de respeito e dignidade. Escreveu livros, foi inspiração. Seu ativismo e visibilidade deram sentido à vida dos que o ouviam. Seu legado é inquestionável. Impediu suicídios ao acolher quem desejava se livrar da dor da exclusão. Formava grupos na própria casa quando procurado pelos que enfrentavam discriminação.

Paul B. Preciado, filósofo e escritor espanhol, transgênero, feminista, nascido em 1970, escreveu livros e diversos textos sobre orientação sexual e identidade de gênero. Uma de suas crônicas, chamada "A bala", do livro "Um apartamento em Urano – Crônicas da travessia", apresenta conteúdo de forte impacto.

Destaco alguns trechos:

*A homossexualidade é um franco-atirador silencioso que coloca uma bala no coração das crianças que brincam nos pátios, sem se importar se são filhos de reacionários ou progressistas, de agnósticos ou católicos integristas. Sua pontaria não falha nos colégios das classes altas nem nas escolas públicas. Atira com igual perícia nas ruas de Chicago, nas aldeias da Itália ou nos subúrbios de Joanesburgo. A homossexualidade é um franco-atirador cego como o amor, generoso como o riso, tolerante e carinhoso como um cão.*

*A transexualidade é um franco-atirador silencioso, que dispara direto no peito das crianças que se olham no espelho ou daquelas que contam os passos quando caminham. Não sabe se elas nasceram de uma reprodução assistida ou de um casamento apostólico romano. Não lhe importa se são de famílias monoparentais ou se papai vestia azul e mamãe vestia rosa.*

*Há médicos e igrejas que prometem extirpar a bala. Dizem que a cada dia uma nova clínica evangélica é aberta no Equador para reeducar homossexuais e transexuais. Os raios da fé confundem-se com descargas elétricas. Mas ninguém ainda conseguiu tirar a bala. Eles podem enterrá-la ainda mais fundo no peito, mas não extirpá-la. Sua bala é como seu anjo da guarda: estará sempre com você.*

*Eu tinha 3 anos quando senti pela primeira vez o peso da bala. Senti que a carregava quando ouvi meu pai chamar duas meninas estrangeiras que caminhavam de mãos dadas pela rua de sapatonas nojentas. Na mesma hora, senti o peito queimar. Naquela noite, sem saber por que, imaginei pela primeira vez que fugia da cidade e ia para um lugar estrangeiro. Os dias que se seguiram foram os dias do medo, da vergonha.*

João Silvério Trevisan, jornalista, roteirista, diretor de cinema, dramaturgo, tradutor e ativista na área de direitos humanos, publicou livros e ganhou prêmios. Em seu livro mais recente, "Meu irmão, eu mesmo", revela muito de si, de sua vida, do amor entre irmãos e de seus afetos. Aborda as lutas da comunidade LGBTI+ nos anos 1990, com ganhos e pânico frente à aids.

Seguem algumas partes:

*Velho como estou agora, cheio de remendos físicos e psíquicos, devo reconhecer que, se não por mais, eu fui semeando para mim mesmo sementes de salvação como boias onde me agarrar nos momentos críticos. Olho para o passado e resgato aquele meu poema que li na noite de Natal de 1994. Nele elaborei uma pista para minhas contradições, que hoje funciona como atadura da alma. E se trata disto: viver é uma recorrente procura do amor.*

*Se a aids foi a marca radical de uma época, então o vírus que nos habita é um atestado de que vivi o meu tempo até as últimas consequências. Em primeira instância, o vírus se tornou um avalista de tudo que vivi. Depois de décadas, neste século XXI que adentrei, seja qual for o tempo que me resta, tenho mais uma certeza: mesmo indetectável há quase 20 anos, o HIV se tornou um companheiro de vida.*

# Saúde integral

*"Sempre rezei para que a aula não terminasse porque lá fora no campus experimentei uma discriminação sem limites. Depois das aulas, almoçava sozinha embaixo do estacionamento para que ninguém me visse. Quando terminei meu bacharelado, senti como se tivesse vencido uma batalha. Fui a primeira mulher transgênero a ter diploma de bacharel em meu estado. O mais assustador é que isso foi em 2016. Um dos momentos mais marcantes da minha vida foi quando, finalmente, me tornei farmacêutica."*
(Alícia Krüger é farmacêutica, sanitarista, mestre em saúde coletiva, assessora de políticas de inclusão, diversidade e equidade em saúde do Ministério da Saúde).

A carência de políticas públicas é um fato que pouco se altera ao longo dos anos. Falta assistência médica adequada, e nem todas as pessoas conhecem seus direitos.

A identidade de gênero, classificada em cisgênero e transgênero, pode não ser compreendida mesmo pelos profissionais de saúde. Identidade é diferente de expressão de gênero e independe de orientação sexual.

Usa-se o termo transgênero quando a identidade de gênero é diferente daquela designada ao nascer. Já cisgênero, quando é igual.

Pessoas não binárias *(genderqueer)* podem não se identificar com nenhum gênero específico. Não é sinônimo de intersexo (características de ambos os sexos ao nascer).

Mulheres transexuais ou transfemininas nasceram com pênis e têm identidade de gênero feminina. Devem ser tratadas pelo nome social, com artigos e pronomes femininos. Costumam buscar adequação da imagem com uso de hormônios, mas podem ou não realizar cirurgias de redesignação sexual. As decisões são individuais.

A diferença entre travestis e mulheres transexuais é subjetiva e depende de como querem ser identificadas. A travesti, geralmente, exerce importante papel social e político.

Drag queen ou apenas drag é uma expressão artística (era mais usado o termo artista transformista). As drags costumam fazer show ou outras performances, assim como trabalhos de recepção em eventos ou boates, por exemplo. O papel é mais comumente desempenhado por pessoa de gênero masculino.

Homens transgêneros ou transmasculinos ou homens trans nasceram com vagina e se identificam como pessoas do gênero masculino. A hormonoterapia (ou hormonização) pode ser realizada para aquisição de características físicas compatíveis. Procedimentos cirúrgicos de redesignação sexual são ou não realizados.

Transgeneridade não é distúrbio tampouco indica abordagem psicoterápica. A depressão e a ideação suicida quando acontecem podem ser decorrentes do isolamento social e da transfobia na própria família, no trabalho e na sociedade.

Passabilidade é um termo que tem sido considerado inadequado. Refere-se ao reconhecimento social (leitura social) do gênero de identificação.

No Sistema Único de Saúde (SUS) houve avanços oportunos, como direito ao nome social no cartão do SUS e também no Enem, na administração pública e na educação. Em 2018, o Supremo Tribunal Federal (STF) reconheceu o direito de alterar o registro civil, independentemente de cirurgias.

Transfobia e homofobia (homotransfobia) foram enquadradas pelo STF, em junho de 2019, como crime de injúria racial (Lei 7.716/1989), até que o legislativo edite lei específica.

A OMS retirou a transexualidade da lista de doenças mentais em 2018.

Saúde integral significa oferecer atendimento clínico profissional em ambiente neutro e acolhedor, incluindo na equipe pessoas trans e travestis sempre que possível.

# Preconceito mata

Páginas de notícias associam as palavras trans, travestis e LGBTI+ à violência, assassinato e suicídio.

Discursos de ódio, brutalidade nas ruas, espancamentos e impunidade dos que praticam atos violentos e assassinatos são usuais, com alto nível de crueldade, torturas, ataques físicos e verbais, abuso sexual, apedrejamento, queimaduras, afogamento, decapitação, esquartejamento, marteladas, asfixia, entre outros atos desumanos. Essa é a realidade não denunciada e sem registros oficiais. As vítimas raramente denunciam por temerem retaliações e não confiarem na Justiça.

Mulheres trans e travestis são, geralmente, assassinadas em espaços públicos, e os corpos, deixados intencionalmente expostos. Já os homicídios de homens gays são mais comuns em espaços privados ou na própria residência (dados da Inter-American Commission on Human Rights – IACHR).

O dia 29 de janeiro foi escolhido para marcar a visibilidade trans. Os desafios incluem aumentar dados sobre casos de violência e assassinatos.

Pelo 15º ano consecutivo, o Brasil continua sendo o país que mais mata trans e travestis (dados de 2023 do Dossiê da Associação Nacional de Travestis e Transexuais).

É comum haver sobreposição ou interseção de fatores que aumentam a vulnerabilidade, conhecida como interseccionalidade. Abrange gênero (sexismo, transfobia), raça (racismo, xenofobia), classe (classismo), sexualidade (homofobia, LGBTfobia), idade (etarismo ou idadismo), violência (discriminação contra populações-chave) e deficiências (capacitismo).

O Grupo Gay da Bahia (GGB) declarou que há no Brasil uma morte de pessoas LGBTI+ a cada 34 horas, sem dados oficiais e com subnotificação.

Foram 257 mortes violentas em 2023: 127 travestis e transgêneros, 118 gays, nove lésbicas e três bissexuais. Calcula-se que haja um milhão de pessoas trans e 20 milhões de gays com risco de morte, aproximadamente 20% maior entre trans e travestis quando comparado ao de gays, lésbicas e bissexuais.

Se não houver políticas efetivas que combatam preconceito e violência direcionados a essa comunidade, as mortes seguirão estampadas nos noticiários, como se a vida da comunidade LGBTI+ valesse menos.

# Codinome Anjo Azul

Ele gostava tanto de se arrumar que sempre se atrasava, e subíamos ao apartamento para aguardar. Ficávamos conversando e vendo o desfile de moda que fazia para escolher a roupa que usaria na boate. Ríamos das bobeiras dele. Éramos três e parecíamos uma plateia repleta gargalhando de alegria num espetáculo.

Por fim, depois de pronto e penteado, com gel nos cabelos, virava para mim e dizia: "Quem não gosta de cheiro de perfume que saia agora do quarto porque vou colocar duas gotinhas". As duas gotinhas significavam apertar o spray para sair o jato sem parar, em cada lado do corpo, de cima a baixo. Ria dele mesmo, explicando que jorrava o perfume somente duas vezes. Eu, que sou muito alérgica, corria para a sala. Era difícil continuar respirando!

Gostávamos de estar com ele e repetíamos sempre o programa. Era nosso "Anjo Azul", divertido, carinhoso e amoroso.

Recebemos a notícia de que fora assassinado na própria residência. Com o sangue dele, escreveram xingamentos nas paredes.

Não vi a cena do crime. Disseram que era algo extremamente cruel, horrível, desumano, indescritível, inacreditável.

Por que a sexualidade provoca tanto ódio?

# Vida para celebrar

Trocamos mensagens no Instagram e li a frase: "Obrigada por me tratar bem". Parei para refletir. O que deveria ser normal vira exceção?

Entendi que é resultado do medo e da blindagem pelas agressões sucessivas numa sociedade transfóbica. Tudo melhoraria se o respeito prevalecesse.

"A minha caminhada é árdua, cansativa, mas, através de você, mais uma vez, me reconstruo sendo resiliente. Com cada palavra, você despertou um sentimento que nem sabia que ainda habitava em mim, que é a vontade de viver. Você me salvou com seu amor".

Contraditoriamente, o Brasil é o primeiro no ranking em consumo de pornografia trans nas plataformas digitais de conteúdo adulto, porém, mata essas mesmas pessoas que querem apenas existir.

Quando era criança, lia em alguns locais avisos que diziam: "Proibida a entrada de estranhos". Sempre ficava imaginando quem seriam os tais estranhos: seres de outros planetas?

Hoje, responderia a mim mesma que estranhos são os que discriminam e matam seu semelhante que deseja viver e exercer sua cidadania.

# Além do triângulo rosa

Durante o nazismo, os prisioneiros eram identificados com triângulos de diferentes cores atados à roupa. O verde indicava criminosos; o vermelho, prisioneiros políticos; e o rosa, homossexuais, que, antes, estampavam o número 175, referente ao parágrafo 175 do código penal alemão, do ano 1871 (retirado apenas em 1994), que criminalizava a homossexualidade. Calcula-se que cem mil homossexuais tenham sido presos na guerra; mais de 50% foram condenados e levados aos campos de concentração.

Foi em 1972 que um sobrevivente de campo de concentração publicou pela primeira vez, em sua autobiografia, a história do triângulo rosa ("The men with the pink triangle"). Heinz Heger, pseudônimo usado por Josef Kohout, nasceu em Viena em 1915 e foi criado numa família católica. Cursava a universidade quando a Gestapo o prendeu em 1939 e o transferiu em 1940 para um campo de concentração. Diferentemente do provável, sua homossexualidade era respeitada pela família.

Heger contou em detalhes as sessões de tortura, humilhações, experimentos médicos e assassinatos de homens gays pelo nazismo. Embora homossexuais fossem tratados tão cruelmente quanto os judeus, os abusos sexuais eram mais comuns contra eles.

A homossexualidade que o levou à prisão o manteve vivo ao servir de amante aos que se consideravam "numa situação sexual emergencial", sem se perceberem como homossexuais. Eram os *kapos*, prisioneiros com mais autonomia designados pelos nazistas para controlar setores dos campos da morte.

Em troca de "favores sexuais" e da discrição que mantinha, ele recebia maior quantidade de comida e era protegido de punições e do risco de morte. Conseguiu se livrar de trabalhos árduos e alcançou cargos administrativos nunca exercidos por gays.

As relações sexuais eram proibidas entre os prisioneiros e punia-se com a morte tal "delito", especialmente entre pessoas de mesmo sexo.

Quando conseguiu fugir em 1945, soube que o pai cometera suicídio devido às perseguições que sofria pela homossexualidade do filho.

Após a guerra, em 1946, requereu à República da Áustria o reconhecimento de sua prisão como decorrente do nazismo e pediu reparação, com restituição pelo período em que foi prisioneiro. Os pedidos foram negados por ser preso do grupo do triângulo rosa.

Só na década de 1980, Josef Kohout recebeu apoio da Homosexuelle Initiative Vienna e do Austrian Ombudsman Board e, em 1992, se tornou o único a ter o tempo de detenção calculado como contribuição para sua pensão. Porém, morreu em 1994 sem receber o reconhecimento oficial de vítima do regime nazista.

Em 2002, o Parlamento Alemão anulou condenações do período nazista, e, somente em 2017, as condenações dos homossexuais com base no parágrafo 175 foram anuladas. Isso tudo impedia denúncias e mantinha a clandestinidade.

A indenização para os condenados do triângulo rosa foi estabelecida no ano de 2017, tarde demais para os sobreviventes.

Outros dois presos condenados pela homossexualidade foram Pierre Seel, francês, campo de concentração Schirmeck-Vorbruck, e Rudolf Brazda, tcheco, campo de Buchenwald. Ambos viveram experiências traumáticas e optaram por manter silêncio até meados de 1980 e 2008, respectivamente.

Pierre Seel foi obrigado a assistir à morte do parceiro, Jo, devorado por cachorros. Morreu em 2005. Em 2008, batizaram uma rua, em Toulouse, na França, com seu nome. Em 2010, uma placa em sua homenagem foi afixada na fachada do teatro municipal em Mulhouse, no mesmo país. Em 2019, outra rua, em Paris, foi renomeada de Pierre Seel. O livro "Eu, Pierre Seel, deportado homossexual" foi publicado em 1994 (em francês).

Rudolf Brazda decidiu contar sua história em 2008 ao ver, na TV, que seria inaugurado um memorial em Berlim para homossexuais vítimas do nazismo. Embora seu nome não constasse, foi convidado para o evento quando a imprensa e ativistas souberam que estava vivo. Recebeu medalhas e outras homenagens. O livro "Itinerário de um triângulo rosa", com seu testemunho, foi autorizado por ele e publicado. Morreu em 2011 com 98 anos.

Em 1973, a primeira organização gay alemã do pós-guerra, Homosexuelle Aktion Westberlin, reivindicou que o triângulo rosa passasse a significar libertação; todavia, a imagem estava desgastada e ligada a momentos que não poderiam ser apagados.

Em 1985, o triângulo rosa ganhou simbolismo diferente, usado para mostrar atitude política frente à aids no projeto "Silêncio = morte". Em 1987, ativistas do grupo ACT UP fizeram os primeiros cartazes com o símbolo, e esse slogan foi distribuído em várias cidades americanas.

# Bandeira do arco-íris

A bandeira do arco-íris, criada em 1978 pelo artista e ativista americano Gilbert Baker, foi proposta para substituir o triângulo rosa como símbolo do movimento LGBTI+. O design inicial tinha oito cores. Em 25 de junho daquele ano, foi estendida na parada gay de São Francisco.

Baker pretendia promover a diversidade e a inclusão com "algo da natureza que pudesse mostrar que sexualidade é um direito".

As oito cores da bandeira representavam diferentes aspectos: rosa significava a sexualidade; vermelho, a vida; laranja, a cura; e amarelo, a luz do sol. Verde se referia à natureza; o azul-turquesa, à arte; o anil ou índigo, à serenidade e à harmonia; e o violeta, ao espírito.

Em 1979, reduziu-se o número de cores para seis, saindo o anil e o rosa. O azul-turquesa foi substituído por outro tom de azul. Segundo o vexilólogo (especialista em bandeiras) Graham Bartram, do Flag Institute, em Londres, "era difícil obter tecidos de cor rosa naquela época em que as bandeiras eram costuradas e não impressas". Bartram considera que a bandeira deu certo pela simplicidade: "Funciona como os anéis olímpicos, concebidos para reunir cores presentes nas bandeiras de todas as nações".

Ele nos lembra que "o arco-íris é algo que desenhamos desde pequenos e todos nós sabemos do que se trata, podendo ser interpretado como quisermos. Por isso, a bandeira funciona bem".

A história da bandeira precede tanto 1978 como o movimento LGBTI+. No século 18, o filósofo anglo-americano Thomas Paine sugeriu o uso de uma bandeira semelhante para identificar navios neutros em períodos de guerra. No início do século passado, o pacifista americano James William van Kirk desenhou uma bandeira com as cores do arco-íris conectada a um globo. A intenção era mostrar que indivíduos de diferentes nações poderiam viver em harmonia.

Na década de 1990, a bandeira já era uma marca global de direitos LGBTI+, "substituindo o triângulo rosa por ser um símbolo mais positivo", explica Peter Tatchell, ativista, nascido na Austrália, referindo-se à forma geométrica que identificava homossexuais nos campos de concentração.

Gilbert Baker era amigo de Harvey Milk, o primeiro parlamentar abertamente homossexual da história dos Estados Unidos. Foi Milk quem incentivou Baker a desenhar a bandeira. Em 1994, Baker se mudou para Nova York, onde viveu até a morte, em 2017.

Ele deixou o nome na história do movimento LGBTI+ dos Estados Unidos e do mundo como ativista e designer por trás da criação desse símbolo universal, cujas cores iluminaram a Casa Branca, em 2015, após a aprovação do casamento homoafetivo pela suprema corte americana.

Mais recentemente, novas cores foram propostas, como a preta e a marrom, como representação da luta antirracista, assim como as cores rosa, azul-claro e branco para expressarem o orgulho de transexuais. A figura amarela com um círculo roxo entraria para expressar o movimento intersexo.

A discussão é contínua sobre a inclusão ou não dessas outras cores na bandeira original.

# Choro contido

*"Dizer a palavra não é um ato verdadeiro se isso não está, ao mesmo tempo, associado ao direito de autoexpressão e de expressão do mundo, de criar e recriar, de decidir e escolher e, finalmente, participar do processo histórico da sociedade. Na cultura do silêncio, as massas são 'mudas', isto é, elas são proibidas de criativamente tomar parte na transformação da sociedade e, portanto, proibidas de ser."*
(Paulo Freire, em "Ação cultural para a liberdade e outros escritos", publicado em 1970)

O choro contido pelo travesseiro tapando o rosto e abafando soluços. A imagem deformada no espelho que gera medo. Medo de se olhar, de falar, de gritar, de ir e vir, de viver.

Silêncio por imposição ou por escolha como estratégia ou falta de opção.

Humilhações, agressões, abusos, torturas, violações de direitos, falta de acesso a espaços e às oportunidades.

O termo homossexual foi criado em 1869 por Karl-Maria Kertbeny, escritor e jornalista austro-húngaro. Em 1870, Carl Westphal, neuropsiquiatra alemão, definiu homossexualidade como desvio sexual. Em 1871, a Prússia reuniu estados alemães e criou o império alemão ou II Reich, cujo código penal incluiu o parágrafo 175, segundo o qual "luxúria contra o que é natural realizada entre pessoas do sexo masculino ou entre o homem e o animal é passível de prisão e pode também acarretar a perda de direitos civis".

Os movimentos de liberação homossexual surgiram no fim dos anos 1960 e 1970.

Na madrugada de 28 de junho de 1969, a polícia invadiu o Stonewall Inn, bar na Christopher Street, no Greenwich Village, em Nova York, como costumava fazer perseguindo gays, lésbicas, transexuais e travestis. Embora habitual, os clientes se revoltaram e o conflito gerou uma série de manifestações violentas, que ultrapassaram os Estados Unidos, se expandiram pelo mundo, resultando no Dia do Orgulho Gay e na Marcha (Parada) Gay.

Em 1973, a homossexualidade deixou de ser "transtorno da personalidade", quando o psiquiatra Robert Spitzer retirou o termo da classificação das doenças mentais.

Em 1978, houve o primeiro festival de filmes LGBTI+ e surgiram publicações politizadas com temas de interesse desse universo.

Em 1982, François Mitterrand revogou a lei anti-homossexual na França, trazendo visibilidade e alguma paz.

As tradições cristãs e a Igreja Católica criaram e mantiveram o conceito de pecado, incluindo a expressão de sexualidade não ligada ao matrimônio e exclusivamente para procriação. A homossexualidade sempre foi considerada pecado grave e repúdio à moral. Ao ser descrita a infecção pelo HIV no início dos anos 1980, as primeiras manchetes chamaram a aids de castigo de Deus e de peste gay.

Também nas religiões evangélica e protestante, homossexualidade, adultério, prostituição, aborto, masturbação e métodos contraceptivos representam pecados.

Algumas religiões de matriz africana (candomblé e umbanda) costumam ser mais acolhedoras em relação a homossexuais, embora o tema em si não seja necessariamente abordado.

Desde a infância o discurso da culpa é repetido e transmitido pela família e pela Igreja. Penitências são proferidas para proteger do inferno e da morte.

Repressão, opressão, tristeza, desrespeito, luto, decepção e outras dores que não deveriam ser sufocadas podem se expressar, em algum momento, como alterações emocionais, doenças, depressão e até levar ao suicídio.

Para onde vão as lágrimas impedidas de cair?

# Criança velha

Ele descobriu muito cedo que era diferente de outras crianças. Devia ter cerca de 4 anos e não se sentia pertencente àquela família.

A infância não tinha graça nenhuma. Vivia calado, detestava tudo, não opinava sobre nada. Não sorria. Usava calça comprida como se fosse adulto, em vez de roupa de criança. Não se sentava no chão para brincar. Nunca gostou de jogos ou brinquedos. Não tinha amigos. Permanecia no quarto. Aprendeu a ler precocemente. Lia os livros que chegavam às suas mãos.

Com uns 10 anos, começou a entender qual era sua diferença. Não conseguia se expressar, se sentia reprimido. Não se encaixava em lugar algum.

Nem professores o entendiam. Consideravam-no estranho. Ficava num canto da sala. As notas eram boas. Passava de ano sempre.

Na adolescência, eram os meninos que chamavam sua atenção quando ele ousava levantar os olhos. Imaginava que isso era errado, mesmo sem entender a razão.

Até se tornar adulto, conseguir trabalho, ganhar autonomia e condições para sair de casa e se sustentar, foi difícil lidar com tantos silêncios. A timidez o acompanhou por todos os anos. Ouvia muito, mas não havia trocas com ninguém ou eram bastante raras. Nunca falava o que pensava para evitar conflito.

Descobriu um lado seu que estava escondido e sufocado ao fazer um curso de teatro. Assim, nasceu o artista transformista que o libertou. A drag pensa com rapidez, é inteligente, gosta de conversar, rir, mexer com as pessoas e adora sambar.

A arte drag é sua expressão da liberdade, a possibilidade de superar o silenciamento imposto, o grito da voz que estava engasgada, o nó apertado que se desfez.

# Camarins

Eu nunca tinha estado num camarim. Não me refiro a entrar e sair. Significa permanecer sem dar conta da passagem do tempo. Papo e mudanças transcorrendo. Detalhes que nunca vira nem imaginara. Maquiagem ousada. As sobrancelhas eram desenhadas acima das próprias, que escondiam com base cremosa. O objetivo era modificar características originais, aumentando a área dos olhos para criar um estilo diferente.

Jamais teria vivenciado essas e outras cenas se não visitasse camarins de boates e de saunas.

Na primeira vez, fui ver Lorna Washington, a drag queen ou artista transformista, que conheci em 1986. Adorava ficar ouvindo suas histórias. Uma de suas características era contornar os lábios com lápis preto. Muita base e blush. Tudo exagerado. Sombra de cores fortes e vibrantes, cílios postiços. Perucas variadas. Roupas exuberantes, brilho, lantejoulas e paetês.

A transformação pode levar horas. Eu considerava um show exclusivo!

O humor de Lorna sempre foi ácido, irônico, sarcástico, respostas na ponta da língua.

Ser drag pode parecer só *glamour*, arte e prazer, como se surgisse de simples brincadeiras ou resultasse da veia artística descoberta em algum período da vida. Nem sempre é assim. Pode representar a expressão de um ser que desabrochou, deixando para trás fragilidade e medo. Também pode significar um grito de liberdade e até um ato político.

Às vezes, é uma longa busca de reconhecimento, que demora ou nunca vem. Não deixa de ser uma possibilidade de se manter viva na sociedade.

As drags estão em muitos lugares, levando arte e alegria, embora tantos insistam em fingir que elas não existem nem mesmo nos palcos.

# Vestidas para transformar

Celso foi voluntário no hospital onde eu atendia. Conversava com os pacientes, oferecia carinho e fazia as pessoas se divertirem. Logo, descobriam que ele era também a drag Lorna Washington.

Seus primeiros shows foram por volta de 1981 na boate Katakombe, indo em seguida para a Roxy Roller e a boate Papagaio, local onde nos encontramos pela primeira vez em 1986. Transformou-se num ícone da cena LGBTI+.

Foi trabalhar no Grupo Pela Vidda RJ (GPV-RJ), dando início a uma longa parceria. Seu ativismo ganhou notoriedade, respeito, admiração e virou exemplo para muitas pessoas.

Em 2006, durante um dos eventos do GPV-RJ, aconteceram shows de várias drags e, a partir daí, elas sempre participavam. Foram muitas ao longo dos anos e não teria como citar todas. Passaram a ser as "drags da prevenção".

Danny D'Avalon faz parte do GPV-RJ há muitos anos e exerce múltiplas atribuições. Sua carreira começou nos anos 1990 como promoter e hostess, ou seja, não fazia shows. Destaca-se pela qualidade de seu trabalho, pelo figurino, domínio de assuntos abordados nos eventos, compromisso e empenho em tudo que faz.

Luiza Gasparelly está entre as drags da prevenção. Sua história profissional tem cerca de 40 anos, com prêmios, figurino cuidadosamente elaborado, shows de alta qualidade, responsabilidade e profissionalismo. É cover da Madonna há mais de 30 anos.

Em 2014, durante a primeira testagem noturna numa boate, conheci Vick Diamond, que trabalhava no local. Participou, inicialmente, explicando às pessoas que chegavam sobre a importância do teste para o diagnóstico precoce da infecção pelo HIV. A partir dessa experiência, se integrou à equipe. Sua história profissional começou aos 19 anos de idade. Ganhou destaque pela elegância, beleza do figurino, competência e shows incríveis. Participa diretamente de atividades de testagem.

Desiree Cher, com mais de 30 anos de profissão, é cover da cantora Cher. Transborda simpatia, originalidade e seriedade profissional. Costuma dizer que, se pudesse, contribuiria ainda mais com as diversas atividades, pela importância do tema, como a própria Cher faz em seu país.

O papel das drags no GPV-RJ é inquestionável. Proporcionam momentos de prazer e de alegria para quem busca força e acredita na potência do nosso lema “VIVA a VIDA”, que tanto queremos disseminar.

# A drag trouxe você

Lembro quando nos conhecemos. Olhar atento. Tímido. Sorriso lindo e cativante. O afeto desabrochou sem demora. Deu vontade de abraçar.

Depois o vi passando na rua. Sorriu e acenou, mas não parou.

Faz alguns anos que descobri que é drag. Não sei como fiquei sabendo. Talvez, sem perceber, eu tenha criado barreiras que o impediram de contar antes. Provavelmente, uma mistura de fatores. Não sei.

Foi uma reviravolta quando começamos a conviver e conversar mais. Nosso vínculo mudou totalmente. O amor foi brotando nos olhares, nos sorrisos, nos papos, no aconchego dos abraços, no prazer dos encontros. Ganhamos intimidade, espontaneidade e direito a gargalhadas.

# Cuidar

*"Cuidar é mais que um ato; é uma atitude. Portanto, abrange mais que um momento de atenção, zelo e de desvelo. Representa uma atitude de ocupação, preocupação, de responsabilização e de envolvimento afetivo com o outro."*
(Leonardo Boff)

Ao surgir a epidemia de HIV/aids nos anos 1980, eu era recém-formada. O mundo todo estava sendo afetado. Muitas dúvidas. O ambulatório virando um caos. Nenhuma fórmula mágica nem bola de cristal. Não era incomum mais de uma morte por dia.

Marcávamos reuniões dos profissionais para discutir casos clínicos do ambulatório e da enfermaria. Na prática, era quase um grupo terapêutico para acolher nossa dor diante da ausência de respostas.

Tropeçamos na doença nova e grave que chutou as portas e derrubou regras.

Os alunos choravam pelos corredores do hospital e eu, a jovem professora deles, respirava fundo e pedia calma, tentando achar palavras para ensiná-los diante de desafios que ninguém conhecia.

A morte nos encarava e parecia rir de nossa impotência. Não compreendíamos o nosso papel. Não podíamos abandonar ninguém na hora da partida. Solidariedade e presença aliviavam a dor. Carinho e abraço preenchiam a solidão de quem tinha sido deixado para trás até por amigos e familiares. Palavras traziam sorrisos.

A recompensa maior é, mais de 40 anos depois, esbarrar com estudantes daquela época me contando que carregam lições de que tratamento inclui olhar, escutar, respeitar, não julgar e ser solidário, independentemente de oferecer ou não medicamentos.

# “Você cuida de mim”

Era madrugada e recebi uma mensagem pelo Instagram de alguém que pedia ajuda. Ele mesmo não percebeu que havia um grito de socorro engasgado após a notícia do diagnóstico. Respondi com rapidez e tentei mostrar caminhos, entender como poderia reduzir o aperto em seu peito e o nó que o estrangulava. Ficou feliz com a atenção recebida, com o livro que mandei de presente e com as orientações sobre os próximos passos. Tudo foi sendo ajustado.

Convidei-o para ir ao Grupo Pela Vidda RJ e nos conhecemos. Em outro momento, viu a peça “Sentença de vida” e foi apresentado a Suzy Brasil, drag que ele tanto admirava porque o fazia rir, amenizando sua tristeza com postagens cômicas no Instagram.

O tratamento funcionou, alcançando carga indetectável e recuperando aos poucos a imunidade, que estava imensamente comprometida.

Não sou a médica dele, mas, um dia, virou e disse: “Você cuida de mim”. Comentou que descobriu o que é amor incondicional, pois sente que me preocupo. Fico feliz quando chega, com o jeito que sorri e me abraça.

Está amadurecendo rapidamente. Enfrenta sozinho situações bastante difíceis. Cada vez o admiro mais. Sei que nem imagina, mas o observo, ouço suas histórias e aprendo com ele.

# Morte civil ou social

*"Quando morrer, que a morte me seja leve,*
*mas não me vou deixar matar pelos preconceitos.*
*Estes matam em vida, de morte civil, a pior morte."*
(Herbert Daniel)

A definição de morte civil no código penal se refere a situações bem específicas em que indivíduos perdem direitos civis e políticos. O que percebemos na prática é que alguns são mais desprezados ou excluídos que outros.

Em diferentes épocas, diversas ações funcionavam como "higienização" social. A sociedade escolhe quem "não merece" viver. Por isso, surge o termo morte social ou morte civil.

Nos campos de concentração, foram mortos judeus, ciganos, homossexuais, pessoas com deficiência e outras consideradas indesejadas pelos nazistas.

Vemos extermínio de pessoas negras, trans e travestis, LGBTI+, mulheres, população que vive na rua, usuários de drogas, por exemplo. Transexuais e travestis continuam tendo expectativa de vida em torno de 30 anos.

A violência pode começar na própria família. Mulheres são mortas pelos companheiros. O Brasil está em quinto lugar no ranking de homicídios de mulheres.

Pessoas LGBTI+, desde a infância ou início da adolescência, são surradas pelos pais ou irmãos. Na escola, não costuma ser diferente. Escutam piadas, xingamentos e sofrem espancamentos. Na adolescência e início da vida adulta, a tendência é piorar, e o abandono dos estudos é comum para fugir do ambiente opressor.

A sociedade finge acreditar que direitos são iguais e que cada um pode alcançar seu lugar, trabalhar, fazer escolhas, enfrentar dificuldades e seguir. Seria possível na teoria e perante a lei, porém, as oportunidades não são as mesmas. A rua é o local de moradia para um percentual bem elevado.

Não basta se esforçar para vencer barreiras como opressão, marginalização, assassinatos ou suicídio. No contexto de gênero, raça e classe, os acessos e direitos são desiguais. Quando fatores estão interligados e são somados a grau de escolaridade, orientação sexual, transexualidade e viver ou não com HIV, fica ainda mais difícil.

Lamentavelmente, constrangimentos, abusos e violências são vistos, ainda, quando a autonomia é perdida por doença ou envelhecimento.

Buscar grupos de apoio ou "família de escolha" pode ser um caminho.

# Representatividade

É comum o comentário de que as letras na sigla LGBTQIAPN+ poderiam criar confusão, mas cada uma tem uma expressão, uma visibilidade, uma representatividade.

O termo gay era usado para homens com atração por outros homens, e lésbica, para mulheres com atração por outras mulheres.

Novos termos se tornaram mais convenientes pelo fato de as especificidades serem diferentes, assim como são distintos os papéis sociais e políticos.

Seres humanos são diversos e plurais quanto à identidade de gênero, orientação sexual, características físicas e mentais, nível educacional, religião etc. Diversidade não deveria significar desigualdade.

Na prática, são bem conhecidas as disparidades de oportunidades, benefícios, cargos e salários entre homens, mulheres, idosos, pessoas negras, pessoas com deficiências (PCD) e LGBTI+.

As minorias são assim chamadas por serem excluídas socialmente, intimidadas ou invisibilizadas, e não necessariamente pela quantidade. Indivíduos marginalizados pela sociedade não recebem suporte para vencer discriminações, racismo, machismo e outras situações excludentes.

Trans e travestis não conseguem inclusão no mercado de trabalho. Histórias clássicas de transfobia são comuns em processos seletivos. As exceções têm relação com alguns fatores e não são, necessariamente, sinônimo de inclusão.

Pesquisas mostram que cerca de 50% de LGBTI+ nunca falaram sobre esse assunto no trabalho por não se sentirem confortáveis e confiantes.

A representatividade garante e reconhece direitos para que sejam criadas e cobradas políticas e leis capazes de proteger pessoas e grupos estigmatizados e excluídos.

# Sem máscara*

*Quer conhecer meu rosto?*
*Tirarei a máscara*
*Por que o espanto?*
*Se uso uma casca*
*Tão bem acabada*
*É para ir avante*
*Contra o mundo*
*Sem lamento*
*Guardando por dentro*
*Bem no fundo*
*O ser que é meu*
*O que esperava?*
*Um sorriso?*
*Muito amor?*
*Com toda essa dor?*
*E as pedras?*
*Por acaso não houve?*
*Elas machucam, deixam marcas*
*Que perfuram a casca indolor*
*Ferindo com dor*
*O centro*

*O miolo*
*O eu*
*Prefiro ir embora*
*E recolocar a casca*
*Eterna máscara*
*Eterno sorriso*
*Que nunca se abala*
*Sempre se cala*
*Sempre sorriso*

** Poema escrito nos anos 1970. Recebi do autor em 1989, poucos dias antes de sua morte.*

# Sonhos fazem acontecer

*"Lá me sinto um barbatinta* e, se hoje o fosse, pintaria todo o verde de azul e poderia tocar o céu. A noite seria bem estrelada e com a lua de Belém. Haveria uma enorme ampulheta, que estaria deitada impedindo que a areia corresse. O ar faria um leve zumbido, como o de um voo. Por fim, traria você – sem que fosse pintura – para esse mundo que criei."*
(Cartão que recebi em 1978)

Wescla Vasconcelos é atriz, pedagoga, mestra em comunicação social, produtora criativa, consultora e assessora para assuntos relacionados à diversidade e políticas públicas, ativista de direitos humanos LGBTI+.

Em 2021, apresentou a dissertação para obtenção do grau de mestra no curso de pós-graduação em Cultura e Territorialidades da Universidade Federal Fluminense, no Rio de Janeiro: "A luta político-cultural de artistas travestis e transexuais no cenário do Rio de Janeiro".

Wescla ressalta na introdução: "*Por conta de ter percebido desde muito cedo minha identidade de gênero transexual e ter expe-*

*rimentado preconceito e discriminação na região em que vivia ainda adolescente, cresci em meio à resiliência, experimentei violência doméstica com minha mãe e irmãos vinda da figura de pai extremamente violento, patriarcal, dependente de álcool. Meu pai aterrorizou a minha existência por ser trans... restando a essa jovem crescer em meio à luta por direito de ser transexual na família, na comunidade e toda região".*

A pesquisa mostrou dados e referências bibliográficas, focando na história de artistas como Madame Satã, Divina Aloma, Rogéria, Tertuliana Lustosa, Biancka Fernandes e dela própria, Wescla. É uma reflexão sobre a luta pela sobrevivência, contra a discriminação e contra a desigualdade social.

Atuou no premiado filme "Paloma", que estreou em 2022, ao lado da atriz Kika Sena e dirigido por Marcelo Gomes, cineasta, produtor e roteirista.

Wescla, além de atriz, vem tendo relevância no movimento social e político voltado para mulheres trans e travestis.

Fico feliz com cada uma de suas realizações. Sonhos dão significado à vida.

** Criado pela arquiteta francesa Annette Tison e pelo professor americano Talus Taylor, "Barbapapa" é um desenho da década de 1970. A família Barbapapa, de bons sentimentos e amantes da natureza, surgiu nas telas da TV e nos livros infantis. Composta por pai Barbapapa (rosa), mãe Barbamama (preta) e filhos Barbatinta (preto, peludo, artista), Barbaclic (azul, cientista), Barbazoo (amarelo, amigo dos animais), Barbalala (verde, cantora), Barbacuca (laranja, intelectual), Barbabela (lilás, vaidosa) e Barbaploc (vermelho, esportista).*

# Envelhecer com HIV

Mensagens de pessoas diferentes:

*"Quando percebi, não me reconhecia no espelho por ter envelhecido. Nunca imaginei que vivendo com HIV chegaria aos 85 anos."*

*"Estou entrando na 'quarta' idade e nas últimas três décadas contei com seu cuidado para seguir. Naquele início, parecia que tinha recebido uma sentença de morte. Seriam mais seis meses? Mais um ano? Encontrei a médica Marcia Rachid, que me mostrou que era a vida que dava sentença. De vida! Não foi fácil. Medo, tristeza e luto estavam no caminho, mas seu apoio me ajudou a superar. Obrigado por quebrar paradigmas, trazer coragem e saúde."*

*"Vou fazer 80 anos na próxima semana. Logo eu, que achei que morreria de aids aos 43."*

Após mais de 40 anos daqueles primeiros casos e de testemunhar tantas mortes, não poderia imaginar que veria meus pacientes envelhecerem. Claro que, com isso, problemas relacionados à própria idade costumam surgir, como hipertensão arterial (pressão alta), diabetes, enfisema, câncer etc.

A associação de diagnósticos significa, na prática, combinar medicamentos (polifarmácia), aumentando risco de interações medicamentosas e de efeitos colaterais.

Pode haver mudança na vida sexual e na saúde mental, favorecendo depressão, solidão, confrontos familiares, perda de renda, perda de moradia, perda de cônjuge, de amigos. Soma-se a tudo isso o risco de preconceitos manifestados pelos familiares que eventualmente se aproveitam da nova condição de dependência. Julgamentos e cobranças, às vezes, reaparecem no núcleo familiar.

Os relatos de casos extremos persistem. Por exemplo, quando uma travesti morre, um familiar, com quem nunca conviveu, pode defender que se faça o sepultamento com nome e roupas referentes ao registro de nascimento.

O nome social é a designação pela qual a travesti ou pessoa transexual se identifica e deve ser respeitado, mesmo sem retificação oficial.

Conversas e decisões sobre todas essas possíveis fases são importantes e devem ser antecipadas, inclusive legalmente.

# Cura gay

Em 17 de maio de 1990, a Organização Mundial da Saúde oficializou a retirada da homossexualidade (na época, era "homossexualismo") do Código Internacional de Doenças (CID), ou seja, deixou de ser doença ou distúrbio.

É, portanto, inaceitável que psicólogos e médicos proponham terapia de reorientação sexual. Essa conduta é contra a Resolução 001/99 do Conselho Federal de Psicologia, que estabeleceu normas de atuação para psicólogos em relação à orientação sexual e proíbe procedimentos que considerem a homossexualidade passível de tratamento ou de cura.

Os psicólogos devem contribuir para a redução do preconceito no ambiente familiar, na escola e na sociedade. Além do apoio ao cliente, têm obrigação de transmitir informações corretas, conscientizando e fazendo intervenções em situações hostis. Precisam alertar sobre direitos e indicar onde receber orientação jurídica.

As estatísticas de assassinatos de LGBTI+ continuam assustadoras. Todas as práticas e discursos LGBTfóbicos devem ser prontamente eliminados e denunciados. Denúncias ajudam a identificar e punir profissionais que infrinjam a ética.

Homofobia e transfobia configuram crime enquadrado na Lei de Racismo do STF de junho de 2019, até que seja criada lei específica pelo Congresso Nacional.

# Silenciamento

A máscara de flandres, usada para impedir que escravizados comessem frutos e grãos da plantação, era uma chapa de aço laminada trancada com cadeado atrás da cabeça ou amarrada com duas cordas. Alguns tipos possuíam apenas orifícios para olhos e nariz. Dentro da boca, ficava um pedaço de metal entre a língua e a mandíbula. Outras continham placas de metal entre o palato e a língua, provocando embaçamento da visão e sufocamento, além da própria dominação física e psicológica. Um dos objetivos da máscara era o silenciamento para que histórias não fossem contadas.

Muitos dados foram ignorados sobre violência, diáspora africana, colonialismo, racismo e outras formas de injustiças.

Conceição Evaristo, nascida em 1946, escritora, acadêmica, literata e referência nos estudos raciais brasileiros, ganhadora do Prêmio Jabuti em 2015 com o livro "Olhos d'água", destaca que o silenciamento nunca deixou de estar presente de diferentes maneiras. Começa logo cedo, às vezes na escola. Por isso, falar, escrever, publicar, dar entrevistas, divulgar tudo o que ocorre é um ato político e possibilita "estilhaçar a máscara", como afirmou numa de suas entrevistas.

Redes sociais poderiam representar ampliação de acesso, contudo, a proteção e a invisibilidade dadas pela tela resultaram em aumento de atitudes racistas, machistas, misóginas e homofóbicas.

Abdias do Nascimento, nascido em 1914, em São Paulo, foi ator, poeta, dramaturgo, artista plástico, professor universitário, político e ativista dos direitos humanos e da cultura negra. Permaneceu exilado por questões políticas e, ao retornar, fez uma apresentação, em 1982, com o nome de "Tribunal Bertha Lutz", para sensibilizar contra a discriminação de gênero. Ao sentar-se, observou que nenhuma mulher estava presente para falar com ele, e poucas estavam assistindo. Decidiu, então, que seria o "cavalo" de ancestrais e de todas aquelas que não tiveram oportunidade de participar e iniciou a palestra dizendo: "Eu, como mulher...". Repetia a frase e explicava o tema.

No fim, uma mulher da plateia se dirigiu a ele, emocionada, para comentar que, a partir daquele momento, mulheres negras teriam voz. Era Sueli Carneiro, filósofa, escritora, ativista do movimento antirracismo, fundadora em 1988 do Geledés – Instituto da Mulher Negra.

# Bruxaria

Dizer que todas as bruxas são mulheres não é correto. Homens também foram perseguidos como bruxos. É citado na literatura que bruxaria seria um fenômeno do final da Idade Média. Crianças já foram consideradas bruxas, embora a imagem da mulher idosa e sábia seja a clássica: conhece ervas, trata de doenças, faz partos e abortos, lida com a morte.

Os tribunais da Igreja Católica, chamados de Inquisição ou Santo Ofício, foram criados para combater hereges com linhas de pensamento contrárias aos dogmas cristãos. Essas perseguições ficaram conhecidas como caça às bruxas e duraram séculos.

Mulheres bruxas eram vistas como força do mal, responsabilizadas por doenças nos povoados, colheitas ruins, tempestades, esterilidade feminina, impotência masculina, adultérios, mortes de crianças e outros fatos. Entre os séculos 14 e 17, elas foram acusadas de praticarem sexo com o demônio. Verrugas, sinais e cicatrizes eram considerados marcas do demônio.

O total de mortes por acusação de bruxaria é incerto e depende da fonte. Historiadores, entre eles a americana Anne Llewellyn Barstow, citam números altos, perto de cem mil vítimas.

Julgamento, excomunhão, confisco de bens, punições e prisão perpétua culminaram nos assassinatos por estrangulamento, afogamento ou queimadas vivas na fogueira. Na Inglaterra, predominavam mortes por enforcamentos.

O livro "O martelo das bruxas", escrito por Heinrich Kraemer (1430-1505), foi publicado em 1487, em latim, para certificar a existência de bruxas e descrever e ensinar métodos perversos para torturar e matar. O autor pretendia provar que bruxaria era conspiração diabólica. O ódio era estimulado, endossando crueldade e assassinato.

Quando escreveu, parecia sentir raiva e sede de vingança. Historiadores queriam saber que motivos o levaram a inventar tantas histórias tenebrosas, que causaram pânico e geraram a certeza de que as mulheres eram dominadas por satã.

Estudiosos levantaram questionamentos sobre o foco tão específico e forte dado pelo autor à sexualidade das mulheres, assim como à luxúria e aos atos sexuais considerados aterrorizantes. A misoginia era a possível resposta.

Denúncias infundadas, ganância e confisco de bens se tornavam evidentes causas de acusações e não havia meios de se provar inocência diante do tribunal formado exclusivamente para condenar. Confissões eram arrancadas sob tortura e, portanto, não havia possibilidade de se negar o que sequer ocorrera.

Superstições e crendices se transformavam em verdades inquestionáveis. A legalidade dos procedimentos e os direitos humanos não importavam. Foi um manual do horror por 200 anos. O medo e as falsas notícias justificaram crimes bárbaros e o extermínio de mulheres.

A extinção do tribunal do Santo Ofício aconteceu só em 1821, e o dia 31 de março passou a ser o Dia Nacional da Memória das Vítimas da Inquisição. Além de mulheres, a Inquisição perseguia cientistas, filósofos, pensadores, judeus, protestantes, iluministas, bígamos e homossexuais. As acusações tinham cunho moral e religioso. Dezenas de milhares de pessoas foram assassinadas por bruxaria na Europa e nos Estados Unidos. A queima na fogueira era mais comum na Europa.

A bruxaria chegou ao Brasil. Mima Renard, nascida na França, mudou-se para São Paulo. Casada com René, posteriormente assassinado, foi acusada de enfeitiçar homens. Foi levada à Igreja em 1692, onde acabou condenada e morta numa fogueira pública por supostos atos de bruxaria.

Durante pelo menos quatro séculos, a Igreja perseguiu principalmente mulheres que, de alguma maneira, não correspondiam às expectativas sociais, políticas e religiosas.

Ao longo dos anos, perseguições de grupos não aceitos pela sociedade continuam, mesmo que não sejam explícitas. Há violações de direitos que deixam sequelas físicas e mentais, resultando na morte civil ou morte social.

# Voltar a sonhar

Quando sonhos são interrompidos, conquistas e metas podem ser perdidas e fica complicado pensar em recomeço. Todavia, a vida traz respostas.

Novas possibilidades vão surgindo aos poucos. É como se a respiração fosse suspensa e, subitamente, após longo suspiro, o ar voltasse a fluir.

Um diagnóstico inesperado costuma ser encarado como se abrisse um buraco no chão. Poucos lembram que viver tem prazo de validade, antes de levar um grande susto.

A sorte é que coragem vence medo. Fica à espreita para mostrar que podemos insuflar o peito e seguir.

O que parecia desesperador pode se transformar em algo melhor do que era antes. Etapas acabam para que outros caminhos sejam inventados.

# Flores

Flores são lindas nos jardins, nos parques, nos campos e nos bosques. Transmitem emoções, como carinho, amizade, amor, paixão e gratidão.

Não gosto das que cobrem corpos ou estão ao lado de caixões. Não reduzem a tristeza, e o cheiro que deixam no ar vai impregnando o ambiente. Fica forte ao se misturar com perfumes e outros odores. Um cheiro tão peculiar e quase insuportável.

A minha impressão de que podem estar no lugar errado piorou quando ganhei flores de um parente de paciente. Recebi, aos poucos, no mesmo dia, 12 dúzias de rosas de diversas cores. Não sabia o que fazer.

Virou uma tortura. Nunca vi tantas flores num espaço tão pequeno. Pedi socorro ao porteiro para me livrar delas.

Difícil foi agradecer, se o que mais queria era reclamar.

# Sonhos às vezes esperam

*"Apesar das ruínas e da morte,*
*Onde sempre acabou cada ilusão,*
*A força dos meus sonhos é tão forte,*
*Que de tudo renasce a exaltação*
*E nunca as minhas mãos ficam vazias."*
(Sophia de Mello Breyner Andresen,
poetisa portuguesa, 1919-2004)

A porta da enfermaria era daquele tipo vai e vem, que cobre parte do corpo de quem passa. Quando andava pelo corredor, os pacientes já viam que era eu e me chamavam antes da visita médica. A ansiedade deles era grande. Queriam contar algo que fervilhava na cabeça.

Foi assim naquele dia quando gritou meu nome. Abri parcialmente a porta e perguntei: "É urgente?". Ele disse que precisava conversar. Estranhei e não demorei. Nem sei se foi surpresa. Cada dia era uma novidade. Resolveu desfilar no carnaval. Perguntei: "Qual o dia do desfile? Preciso pensar numa maneira de ajudar você. Volto depois". Era 1991.

Estava grave, com aids, e programando o desfile. Como dar alta hospitalar para alguém naquela condição? Por outro lado, como impedir a realização de seu sonho?

Vivi algo bem semelhante em 1988, quando consegui ajudar uma pessoa a ver sua escola de samba ser campeã.

Não conseguia tirar aquela história da cabeça. Acabei arrumando um jeito. Brinquei com ele que estávamos fazendo um trato: "Você vai desfilar e não vai morrer".

Retornou para a consulta médica logo após a Quarta-Feira de Cinzas. Quando o enxerguei caminhando em direção ao ambulatório, com um sorriso de orelha a orelha, senti um grande alívio.

Nunca vou me esquecer daquele rosto de felicidade. Aliás, o dele eu mesma vi, e o meu, certamente, estava lá estampado!

# Vidas não se apagam

*"O remédio que eu, por minha parte, te receito é valido não apenas para a tua doença, mas para toda a tua vida: despreza a morte. Nenhum motivo de tristeza pode haver quando nos libertamos do medo de morrer."*
(Sêneca, em "Cartas a Lucílio")

Encostei-me à parede do corredor do hospital e chorei. Outra morte, e eu não suportava mais. Foram cerca de dez anos de perdas quase diárias.

Em 1996, um novo tratamento chegou e a mortalidade, finalmente, começou a cair. Herbert Daniel, fundador do Grupo Pela Vidda RJ, não pôde comemorar com a gente.

Ele não parava um instante. Nunca vi uma lágrima rolando no seu rosto. Não reclamava de nada. Fazia palestras, bate-papo, entrevistas. Escreveu livros e artigos. Foram grandes passos na conquista de respeito e dignidade para pessoas vivendo com HIV.

Com ele, aprendi que a vida deveria ser mais forte que a morte, independentemente do tempo que durasse. Descobri a importância de viver um dia de cada vez.

Certo dia, estávamos só nós dois em sua casa, e perguntei por que não sentia medo da morte se sabia que estava tão próxima. Explicou, calmamente, que não podia perder o pouco tempo que lhe restava pensando nela, que isso não mudaria nada e ele deixaria de fazer coisas que precisava ajeitar para quem viesse depois.

Ele me ensinou que quem é importante não morre, fica vivo dentro de nós para sempre, e disse: "Marcia, a gente sabe até o que a pessoa falaria quando pensamos nela".

É assim mesmo.

# Sorriso que abraça

Chegou quieto, talvez ressabiado. Eram as circunstâncias. Muito jovem. Foi se adaptando. Quando percebeu que era possível seguir a vida e ajudar outras pessoas, resolveu dar passos largos.

O silêncio sobre a situação de viver com HIV foi provocando incômodo e não queria mais se manter calado. Tanto precisava ser dito, ensinado a quem não tivera oportunidade de se informar, de realizar teste ou mesmo de se prevenir ou de buscar tratamento.

Conversou com a família e recebeu apoio. Mudou hábitos, parou de fumar, se dedicou à academia, modificou alimentação, atualizou vacinas, passou a fazer exames semestrais e outros ajustes para que ficasse mais saudável.

Decidiu tornar pública a sorologia, gerando transformações imensuráveis. Passou a fazer vídeos informativos nas redes sociais. Organiza eventos, faz debates e palestras em universidades, ONGs etc. Gravou um documentário – um curta, no qual atua e dirige – focando nos estigmas e na morte social decorrente do diagnóstico.

Por ser inteligente e carismático, envolve logo nas primeiras frases. O sorriso é atraente, harmônico, amável, admirável. Todo mundo quer abraçar, ficar perto e puxar assunto.

Quando ando com ele nas ruas, as pessoas ficam cochichando. Devem comentar sobre sua beleza ou a energia que transmite.

# Dor e perdão

A frase não saía de minha cabeça: "Perdoa a minha dor". Como quem sofre pede perdão?

O preconceito resulta de desconhecimento e de julgamentos ligados ou não à sexualidade. Culpa, medo e preconceito da própria pessoa que vive com o vírus, ao longo de mais de 40 anos de epidemia, geraram esse silenciamento, que pode culminar nas mortes que seriam evitáveis.

Herbert Daniel dizia que "o vírus é inocente e não tem preconceitos". Em certas circunstâncias, nem avanços científicos mudam esse cenário.

São diversos sentimentos que despontam nos silêncios ou trocas de olhares durante consultas e outros momentos compartilhados. Histórias inesquecíveis. Alguns desistem de viver diante de tudo que precisam enfrentar.

Betinho falava (e deixou escrito) que não adiantaria descobrirem a cura da infecção pelo HIV, porque o preconceito não desapareceria, principalmente em relação às pessoas previamente vulneráveis ou vulnerabilizadas pela sociedade.

# Sem pressa

Veio com cara de medo, pouco falava. Eu não sabia, até então, que era estudante de medicina, quando me perguntou o que faria diante do diagnóstico. Olhei e disse: "Você vai continuar e será um grande médico".

Seguiu firme, e mais de 20 anos se passaram. Tornou-se um médico dedicado e atento às expectativas de quem o procura. Valoriza o acolhimento para atingir sucesso no tratamento.

Conversa e atende sem pressa. Observa os sinais e ouve as demandas emocionais. A pior coisa para quem é atendido é a sensação de que querem que saia logo para que outro entre.

Estávamos conversando sobre a profissão e me disse que aprendeu comigo a importância de escutar. Faz a pessoa sentir vontade de se tratar.

# Vivendo

A pergunta foi simples: "Devo parar os estudos por causa do diagnóstico?".

O ano era 1986. Não estava esperando aquele questionamento, mas imediatamente me lembrei de uma colega de turma que morreu antes da formatura. Decidi contar a história e disse que a gente nunca sabe se vai terminar a universidade quando inicia o primeiro período. Nem temos noção se veremos uma casa pronta quando começamos algum tipo de obra.

Não acordamos pensando nos imprevistos nem na possibilidade de morrer. Não levantamos da cama acreditando que será o último dia.

Continuou porque amava o que escolhera. Estava feliz na formatura.

Ao tomar o AZT, remédio temido pelos efeitos colaterais, suportou sem intercorrências. Era 1991.

Em 1996, com a comprovação da eficácia da terapia tripla, associando medicamentos, nova fase surgia com esperanças. Concluiu o mestrado, fez doutorado e pós-doutorado.

Essa história dura quase 40 anos. Casou e tem uma relação sorodiferente (a outra pessoa não vive com HIV).

# Um ano especial

A palavra coquetel sempre foi usada como sinônimo de drinques, mistura de frutas e bebidas, geralmente alcoólicas, com creme de leite ou leite condensado.

Em 1996, surgiu a terapia tripla, conhecida como potente ou altamente eficaz, que combinava ao menos três medicamentos. Como eram vários comprimidos diários, ficou conhecida como "coquetel".

Foi uma revolução no tratamento, reduzindo a mortalidade por aids pela primeira vez na história da epidemia. É dessa época a Lei 9.313, que determinou a distribuição universal e gratuita de medicamentos antirretrovirais.

Como a linguagem sofre modificações e pode aumentar ou reduzir estigmas, as atualizações se tornam necessárias e fundamentais. Para se referir ao tratamento da infecção pelo HIV ou terapia antirretroviral, não usamos mais a palavra "coquetel". Atualmente, a maioria toma um ou dois comprimidos diários.

O termo ficou fortemente ligado à aids dos anos 1990, ou seja, desgasta quem não suporta mais tanto preconceito.

# Sintonia

Os olhos dele me procuravam e eu os via brilhando. A nossa sintonia parecia garantir que não morreria, mesmo estando internado e grave.

Ficamos mais próximos por causa das visitas regulares. Não sei de onde saiu minha segurança para afirmar, de mãos dadas com ele, numa tarde de domingo, que ele precisava acreditar na força da vida para reagir. Estávamos no fim dos anos 1990.

Muito tempo depois, numa consulta, se emocionou afirmando que foi salvo por aquele papo. Comentou que as palavras ecoavam nele de um jeito que foi se convencendo de que ficaria bem e receberia alta.

Está vivo e saudável em 2024.

# Linguagem viva

Olavo Bilac (1865-1918) descrevia a língua portuguesa como viva. A língua falada é a que mais evolui e se adapta, contudo, a escrita também sofre mudanças ao longo dos anos.

Guimarães Rosa (1908-1967) teve papel importante ao criar a própria linguagem literária, com termos novos, neologismos, frases e estruturas especiais. Há referências sobre a criação de oito mil palavras no livro "Grande sertão: veredas". Linguagem viva significa que podemos nos adaptar a possíveis mudanças.

Logo que foram notificados os primeiros casos de aids, em 1981, nos Estados Unidos, surgiram diversos termos. Traduzindo do inglês, escrevia-se paciente infectado pelo HIV, portador do HIV, soropositivo(a) ou pessoa contaminada pelo HIV. Foram substituídos aos poucos e hoje dizemos pessoa vivendo com HIV ou que vive com HIV.

Contaminação e contaminado(a) é para superfícies, sangue, seringas, coisas e outros materiais.

Quanto às pessoas trans e não binárias, devemos perguntar como se identificam, como querem ser chamadas, quais os pronomes adequados e respeitar o nome social, independentemente de ter retificado ou não o nome de registro.

O termo sorodiscordante foi substituído por sorodiferente, para não parecer discórdia ou divergência, mantendo o conceito de que uma pessoa vive com HIV e a outra não.

Outra situação relevante é nunca dizer "estou limpo(a)" quando o teste anti-HIV for não reagente (ou negativo), para não gerar a ideia de que quem vive com HIV "está sujo(a)".

É imprescindível estar atento às atualizações.

# No escuro

Tive a oportunidade de ver um leopardo na selva, em seu habitat, cercado de turistas não desejados por ele.

Acordamos às quatro da manhã para chegarmos enquanto dormia. O leopardo ouviu o barulho do carro se aproximando, espiou e recuou. Os olhos brilhavam na escuridão. Pareciam luzes ou pequenos faróis. Não sabíamos se sentia medo. Olhava e se escondia. Parecia decidir se o melhor seria fugir ou atacar. A cena se repetia.

Sentir medo é normal. O ideal é parar, avaliar e tentar enxergar qual deve ser o próximo passo.

O leopardo ensinou uma lição. Não fazer nada pode ser uma saída e não tem problema. Pedir ajuda faz parte. As parcerias e profissionais competentes são fundamentais.

# O tempo*

*Esperar as horas*
*Pelo mostrador velho*
*Do adiantado relógio*
*Do tempo.*
*E relembrar da infância,*
*Quando já se é adolescente.*
*Invocar a mocidade,*
*As vaidades, brilhos,*
*Loucuras e correrias,*
*Desejos ardentes,*
*Quando já se é adulto.*
*O relógio não para.*
*O ponteiro implacável,*
*A vida,*
*Corre rápido pelo espaço*
*Do tempo,*
*Marcando ferozmente as estações.*
*Relembrando, de repente,*
*As emoções maiores, da vida a dois,*
*Do sonho findo,*
*Já longe,*
*Na última volta de um outono,*
*Quando já se é velho.*

*Então, tentando enganar o tempo,*
*Voltamo-nos para frente,*
*Tentando vislumbrar, esperançosos,*
*Uma próxima primavera,*
*Procurar sentir no vento,*
*Cheiro das flores,*
*O sabor do mel,*
*O calor do sol,*
*Tentar viver,*
*Quando já se está morrendo.*

* Recebi com dedicatória que terminava com "É teu".

# Dor calada

São tantos gritos e dores engasgados de mulheres, homossexuais, travestis e crianças que sofrem abuso.

O abuso sexual de crianças é assunto extenso, triste e revoltante. Pode ser em lugares pouco esperados, como o próprio ambiente familiar, escola e locais de cultos religiosos. A vítima silencia por medo. É comum passar a vida toda sem denunciar.

A Organização Mundial de Saúde (OMS) classifica a pedofilia como transtorno da preferência sexual e enquadra como pedófilos os adultos que abusam de crianças, geralmente antes da puberdade (pré-púberes). É transtorno psiquiátrico incurável. Não é todo pedófilo que molesta criança, nem todo criminoso que comete abuso sexual infantil é pedófilo. Os casos devem ser analisados por profissionais.

Os pais podem não acreditar quando a criança conta que está sofrendo abuso, principalmente se o abusador for um parente, um religioso ou alguém conhecido da família.

Uma pessoa próxima que relatou sua história foi vítima de abuso na infância e agora está com 30 anos. Conseguiu vencer a dor quando a mãe acreditou e se tornou a sua melhor amiga. Um familiar era o abusador.

Observar e ouvir o que a criança fala ajuda a descobrir pistas. As atitudes mudam diante de determinados adultos previamente conhecidos da família.

# Pôr do sol abusado

Em 1991, ganhei de presente passagem e hospedagem para participar da Conferência Internacional de Aids, em Florença, na Itália. Decidi aproveitar para conhecer Atenas e Mykonos, na Grécia, acatando a sugestão de um paciente. Ele disse: "Você tem que visitar alguma ilha na Grécia para ver um pôr do sol abusado". Perguntei, rindo, o que significava. Respondeu que não era possível explicar, mas que eu saberia.

Foram três dias na ilha de Mykonos, onde conheci três brasileiros que alugaram motos para passearmos. Praias paradisíacas. Mar de águas cristalinas. Moinhos de vento. Como as casas são pintadas de branco com janelas e telhados coloridos, é grande o contraste com o azul mais que azul do céu e do mar.

Ao entardecer, tudo fica alaranjado e avermelhado. Cores brilhantes.

A energia parecia diferente. Era bom curtir a vida e a viagem, sentir o vento, andar de moto e ver aquela paisagem incrível.

Localizamos o lugar mais alto da ilha, recomendado para ver o famoso pôr do sol. Deitamos no chão, vidrados, ansiosos, olhando em direção ao mar.

Ficamos deslumbrados. Curtíamos cada segundo, cada mudança de cor. Estávamos emudecidos pela emoção. A sensação era de anestesia pelo prazer de viver aquele instante. Parecia cena de filme. As imagens foram sendo registradas na mente. Não precisava de fotos. O cérebro parecia paralisado. Nada ocupava o pensamento. O sol nos dominava.

Levantamos impactados, olhando um para o outro sem acreditar na beleza que presenciáramos. Ninguém falava.

Quando sentei na garupa da moto, o pensamento voltou a fluir. Foi nesse instante que sorri ao pensar que entendera o que era pôr do sol abusado.

Sinto vontade de escrever o nome dele como se fosse um jeito de agradecer. Deu tempo de dizer que foi a melhor definição de pôr do sol que ouvi.

# Espelho quebrado

Era fevereiro de 2020 quando chegou com inúmeras lesões de sarcoma de Kaposi no corpo. A primeira surgira em setembro de 2019, porém, nenhum médico fez o diagnóstico clínico nem solicitou biópsia. O corpo ficou todo comprometido, incluindo gengiva, língua, pulmão, estômago, intestino e outros locais.

O início da quimioterapia coincidiu com a pandemia de covid. Sozinho, enfrentou seis meses de tratamento e de isolamento. As lesões regrediram progressivamente. A recuperação foi completa.

Não via ou não valorizava suas conquistas. Há tempos, a autoestima não era boa. A imagem no espelho devia estar distorcida ou o espelho quebrado, impedindo-o de enxergar o progresso.

Diferentemente do esperado, ficou deprimido e envolveu-se com drogas. Mergulhou no fundo do poço, com risco real de morte.

Por sorte, foi se lembrando do quanto lutou para viver quando adoeceu. Em alguns momentos, a dor e a vontade de desistir superavam o prazer de perceber tudo que já tinha alcançado.

Acredito nele. Recentemente, conseguiu terminar o mestrado.

# Aulas de judô

Sentia atração por meninos e na escola sofria bullying pelos trejeitos femininos. Não gostava de jogar futebol e preferia conversar com as meninas no intervalo das aulas. Engolia seus potenciais desejos e os comentários maldosos dos colegas.

Em casa, não se falava no assunto. Recebia amor dos pais, mas não tinha coragem de contar nada.

Estava com quase 18 anos quando olhou para a mãe e falou o que não podia mais calar. Ela se virou, repentinamente, para bater nele. O pai fez o oposto, abraçando-o, carinhosamente, pedindo paciência com a mãe.

Não chorou por causa da reação dela. Foi a consideração paterna que provocou lágrimas de emoção. Recebeu o conselho que passou a seguir: "Cabeça erguida, meu filho". Ganhou a certeza de que estaria pronto para enfrentar desafios.

A mãe se reaproximou. Nos fins de semana, viajavam juntos: ele, o namorado e os pais.

O pai já demonstrara apoio incondicional, quando ele, aos 16 anos, tomara coragem de pedir para trocar as aulas de judô pelas de balé. O pai não só concordou como passou a assistir às apresentações para marcar presença e mostrar respeito à decisão do filho.

A segurança foi se sedimentando e o suporte familiar teve grande impacto. Aprendeu a se proteger.

# Invisíveis

Quando alguém não é visto por total falta de interesse ou por desprezo, dizemos que está sendo invisibilizado, o que significa ser excluído socialmente, destituído de cidadania, depreciado, isolado, discriminado ou condenado à morte social.

Estudos mostraram que pessoas famosas são ignoradas e não cumprimentadas quando vestem uniformes.

Algumas profissões são mais invisibilizadas que outras. Uniformes de garis, faxineiros e porteiros são os predominantes nos estudos que testam o que a roupa desencadeia.

Na prática, transexuais e travestis, homens gays, pessoas pretas e aquelas em situação de rua são as que mais sofrem discriminação, racismo e exclusão.

# Preconceito e abandono

> *"O mais importante e bonito, do mundo, é isto: que as pessoas não estão sempre iguais, ainda não foram terminadas - mas que elas vão sempre mudando."*
> (Guimarães Rosa, em "Grande sertão: veredas")

Não consigo explicar meu sentimento diante de histórias de dor causadas pelo preconceito e pelo abandono. Fui me envolvendo tanto que já não era a mesma. Ficava preocupada com o que ouvia e sabia que, de alguma maneira, poderia contribuir para mudar um pouco o cenário.

Betinho dizia que "cada um pode fazer a sua parte para controlar o incêndio" e optei por fazer a minha para reduzir "o fogo na floresta", mesmo sem poder apagá-lo sozinha.

Passei a conviver com ativistas por volta de 1986 e nunca mais me afastei. Desde então, foram muitas atividades, como palestras em escolas e universidades, entrevistas na TV, debates, distribuição de preservativos e materiais informativos etc.

Os shows de drags entraram para minha agenda no fim dos anos 1980. Subia aos palcos de boates para explicar sobre prevenção da infecção pelo HIV e distribuir camisinhas. Comecei fazendo isso sozinha, mesmo antes de existir o Grupo Pela Vidda RJ.

Sobrava desinformação, não havia tratamento e o preconceito era gigante. Eu estava apenas tentando fazer alguma diferença diante dos muitos absurdos. A irmã de um dos pacientes lavou as roupas dele com água sanitária para matar o vírus. Custei a crer e nunca esqueci dessa história.

Mesmo hoje em dia, há quem "se deixe morrer". Alguns não conseguem buscar ajuda, fazer testes ou pegar os medicamentos nas unidades de saúde por medo, culpa ou vergonha. São múltiplos fatores que impedem o primeiro passo ou a continuidade do tratamento.

O tratamento é eficaz e gratuito, mas não basta. O que falta para estigmas serem transformados em respeito e solidariedade?

# Dor que escorre

A mãe não saía do quarto do filho no hospital. O pai comparecia no fim de semana para que ela pudesse descansar um pouco. O sarcoma de Kaposi estava disseminado na pele do corpo todo e nos pulmões. O edema (inchaço) era tão grande que ele se tornara irreconhecível.

No início dos anos 1990, pouco ou nada podia ser feito e o AZT não funcionava em fase tão avançada da doença.

As lesões roxas nas pernas inchadas abriram e minava “água”. Tudo doía e os analgésicos não ajudavam. Nenhum tipo de curativo ficava adequado e as gazes encharcavam. Mudaram para compressas maiores, porém, o líquido era tanto que transbordava do pano para o leito e do leito para o chão. A enfermagem colocou uma bacia. Não sabiam mais como lidar com a situação.

Era triste e cruel. Os pais como testemunhas. A dor incontrolável escorrendo pelas pernas. Em mim doía perceber o tamanho do sofrimento. Impotência absoluta. Cena inesquecível. Cumplicidade no silêncio.

No Dia do Médico, meses depois da morte, recebi uma ligação da mãe dele dizendo que, enquanto ela estivesse viva, telefonaria naquela data para agradecer pelo que eu fizera. Fiquei sem saber o que responder.

Meu papel tinha sido o de tentar aliviar a dor, ser solidária, estar presente, ajudar diante de absurdos intermináveis que a doença provocava.

Telefonou todos os anos até morrer.

# Arte de transformar

O ativismo e a solidariedade de Almir França desfilam à nossa frente. É pedagogo, estilista, professor, cenógrafo, ativista do movimento LGBTQIAPN+. Graduado pela Sociedade Propagadora das Belas Artes, ele é pós-graduado em Moda pela Universidade Veiga de Almeida e mestre em História da Moda pelo Senac-SP. É também coordenador do projeto EcoModa e da Escola de Divines.

Sobram amabilidade, competência, determinação e profissionalismo em suas atitudes. Faz tudo com simplicidade, poucas palavras e muita ação. Quando seus olhos me olham, afaga meu coração, deixando rastros que inspiram.

Trabalha como voluntário no Grupo Arco-Íris, onde foi presidente por dois mandatos. O grupo fez 30 anos em maio de 2023 e promove ações e projetos voltados para a saúde, cidadania e direitos humanos da população LGBTI+.

Os cursos que ele oferece priorizam a população LGBTI+, especialmente trans e travestis. Incluem indivíduos de baixa renda e mães com filhos em situação de rua. São profissionalizantes, com aulas técnicas de moda, desenho, costura e reutilização de materiais. Resíduos são usados para confecção de roupas e de acessórios. O próprio lixo pode ser reaproveitado e virar peça única.

O Projeto EcoModa é de 2010, embora já ocorressem ações cerca de dez anos antes. Os primeiros desfiles foram realizados com pessoas que estavam nas ruas, sem trabalho e sem lugar para morar.

Almir pratica ativismo no silêncio.

Os rostos vão se iluminando na passarela e na plateia despontam emoções, como curiosidade, respeito pela diversidade e vontade de se envolver nas questões sociais e ambientais.

# O amor me fez viver*

*Caro amigo,*
*Se um dia, quando eu morrer,*
*Perguntarem se eu vivi,*
*Deves responder que sim.*
*Que vivi intensamente,*
*Cada hora, cada minuto, cada momento,*
*Cada instante,*
*Pois amei demais.*
*O amor me fez viver*
*Em cada boca,*
*Cada corpo,*
*Cada face que amei.*
*Poucos amaram como eu,*
*Por isso, vivi tanto,*
*E tanto que sinto ainda a vida*
*Brotando do fundo do peito,*
*De uma cavidade funda,*
*Escura, desconhecida,*
*Onde se oculta, quieta, a alma.*
*A alma de um poeta,*
*Angustiado, ansioso,*

*Faminto, audaz, controvertido.*
*Em quem não faltaram predicados,*
*Defeitos*
*E boa vontade para ver a vida.*
*Em quem faltou apenas*
*Mais vida para amar.*

* Recebi do autor, que me pediu para divulgar.

# Feitiço contra o feiticeiro

A prepotência médica e a ignorância ou o preconceito fizeram o médico afirmar que ele morreria poucos meses após o diagnóstico. Ele chorou e ficou pensando como faria para contar ao pai idoso. A mãe já não vivia.

Estava doente, fraco, emagrecido e sem condições para trabalhar. Cada consulta ao médico era uma tortura porque se sentia discriminado.

Tomou coragem e decidiu mudar de profissional. Era 1989. Entrou debilitado e triste. Conversamos e fui anotando naquela ficha de papel pautado. Fiz ajustes. Nosso papo fluiu e ele sorriu. O pai também.

Internou com infecção grave, mas foi possível se recuperar e conseguiu aguardar os medicamentos antirretrovirais se tornarem disponíveis. Voltou a trabalhar.

Cerca de cinco anos depois da nossa primeira consulta, comentou: "Não quero ser irônico, mas o doutor morreu". Perguntei qual, porque não estava me lembrando. Ele repetiu aquela história. Isso prova que médicos não deveriam fazer profecias.

Em 2024, o paciente, que recebeu a sentença de morte do médico, continua vivo e saudável.

# Boas notícias

Em 2016, internou com quadro agudo de infecção pelo HIV. As manifestações clínicas eram clássicas de exposição recente e o exame para pesquisar anticorpos foi negativo (não reagente), como esperado.

Como a equipe médica conhecia o possível diagnóstico, pediu exame da carga viral do HIV para confirmar a infecção que cursa com carga viral elevada e ausência de anticorpos logo no início (infecção recente ou aguda). O teste anti-HIV veio reagente algum tempo depois. Iniciou o tratamento antirretroviral.

Quando o atendi, estava bem e não quis perguntar nada. Estranhei, mas respeitei o momento dele. Questionei sobre planos e sorriu dizendo que estudaria medicina.

Foi o que aconteceu. Entrou para a universidade. Recentemente, passados cerca de sete anos daquela primeira consulta, recebi o convite de formatura.

Gosta de me fazer surpresas: "Falei que traria notícias boas. Entrei para a residência médica".

# O casulo e a borboleta

Ela sabe tudo sobre tratamento, inclusive que não há transmissão sexual do HIV quando a carga viral se mantém indetectável. Conhece relatos de mulheres que engravidaram e tiveram filhos sem vírus. Conversara com algumas que seguiam a vida sem restrições.

O que a impede de se sentir em paz? Por que esse peso da culpa por ter contraído o vírus? Uma cobrança sem fim, como se não fosse feita de carne e osso.

Não consegue compartilhar nem com o psicanalista o fato de viver com HIV, mesmo tendo três anos de diagnóstico.

Na consulta mais recente, expressou que "se sente presa a um casulo", mas confia no tempo para curar a dor.

Como casulo sugere transformação e renovação, acredito que a borboleta conseguirá vencer obstáculos e estará pronta para voar.

# Dor transborda

*"Deixe em paz meu coração*
*Que ele é um pote até aqui de mágoa*
*E qualquer desatenção, faça não*
*Pode ser a gota d'água"*
(Chico Buarque, na canção "Gota d'água")

A vida precisa valer com ou sem HIV. A tentativa de suicídio foi em 2023. Descobriu o diagnóstico de infecção pelo HIV havia menos de um ano e a carga viral ficou indetectável com dois meses de tratamento. Quando perguntei o que causou aquela atitude, respondeu que o problema não era o vírus.

Dor acumulada. Talvez a gota d'água, o pingo que transborda. Dor de todos os dias, sem saber o que fazer com as muitas dores. Pensou que morrer seria a solução.

Sexualidade escondida da família. Tudo junto. Muito jovem.

Pensou que descobririam sua sorologia se vissem os frascos dos remédios. Não imaginou que bastaria trocar embalagens ou arrancar rótulos. Sofria por antecipação.

Conseguiu superar essa etapa, venceu e está bem.

O estigma internalizado ou autoestigma é o medo da reação da família e da sociedade frente à descoberta do diagnóstico; culpa e vergonha pela sexualidade ou pela sensação de não ter se protegido.

A rede de apoio profissional e de amigos pode impedir reações extremas.

Na maioria das vezes, não é o vírus que faz alguém querer morrer, especialmente com o tratamento eficaz e sendo possível o anonimato no meio de um milhão de pessoas que vivem com HIV no Brasil e cerca de 40 milhões no mundo. É bem mais que isso.

Morrem de aids cerca de dez mil pessoas por ano no Brasil. Pode ser por medo. Muitas não realizam o teste, não têm acesso às unidades de saúde, se sentem discriminadas, apresentam problemas pessoais e familiares previamente. Outras usam drogas ou álcool indiscriminadamente.

São prioritárias propostas individuais e coletivas, a fim de estabelecer políticas públicas para oferecer assistência adequada e integral a quem vive em vulnerabilidade ao longo de toda uma vida.

# Sentença de vida

Em março de 2020, recebi os primeiros exemplares de meu livro "Sentença de vida" em plena pandemia de covid. Não foi possível o lançamento presencial. Difícil explicar a sensação de estar com ele nas mãos.

Foi apresentado e debatido online. Depois vieram palestras, entrevistas, consultorias; e-book, audiobook, e-book em espanhol, segunda e terceira edições.

Cerca de um ano depois, Gilberto Gawronski, ator e diretor, propôs a adaptação do livro para o teatro. Sua enorme experiência mostrou que a leveza seria o melhor tom para transmitir a mensagem ao público. Vislumbrou o sucesso da peça ao tratar o assunto com delicadeza e humor.

Em março de 2024, a peça ganhou o Prêmio Prio do Humor, organizado por Fábio Porchat.

Quando fui convidada para ouvir a leitura do texto, conheci Marcelo Souza, ator que interpreta a drag caricata Suzy Brasil. É roteirista, com três décadas de carreira artística, tem inteligência diferenciada e humor irreverente. Anteriormente, trabalhava na profissão que escolhera: professor de biologia.

Suzy Brasil fascina e emociona com seu jeito apaixonante de envolver.

Marcelo virou um grande amigo, essencial nos meus dias, imensamente amado. Foi amor à primeira leitura!

# Pequenos problemas

Lembro como se fosse hoje quando a jornalista me perguntou, em 1988, como era atender pessoas tão graves, com aids, no hospital onde eu trabalhava. Respondi: "Perdi a paciência com quem transforma bobagens em catástrofes. No dia em que me acostumar com a morte, deixo de trabalhar".

Segui naquela luta diária contra preconceitos e pela vida. Sabia que a morte poderia acontecer no caminho. Acontece. Morrer não é derrota. O que eu queria explicar à profissional era sobre o valor da vida. Aprendi com os próprios pacientes a comemorar pequenas vitórias. Cada dia era um dia importante.

Em 1989, passei a conviver mais com Herbert Daniel, que conhecia do período em que estávamos na Abia (Associação Brasileira Interdisciplinar de Aids). Ele dizia que o choque do seu diagnóstico durou 40 segundos, pois saiu do consultório e percebeu que a vida continuava lá fora à espera de suas decisões. Foi, então, que "rasgou" o "atestado de óbito" que o médico lhe deu e passou a mostrar que estava vivíssimo. Era um ato político provar que há vida digna antes da morte. Repetia: "Tenho aids, mas continuo vivo".

Daniel, como o chamávamos, permaneceu cerca de oito anos exilado durante a ditadura militar, perdeu a liberdade e falava que não foram poucas as situações bem piores do que a aids.

Ele ressaltava que a vida tem que ser mais forte que a morte, especialmente se essa é imposta, como é o caso da morte civil.

Acrescentava que “doente de aids é um cidadão que precisa saber como viver e não como morrer”.

Repetia sempre que “o vírus é inocente e, diferentemente do que pensam, o HIV não se importa se são homossexuais, heterossexuais, de direita ou de esquerda”.

Além de carismático, era irônico: “Fui condenado à morte por estar com aids e o significado mais imediato disso é que a pessoa já morreu, mas, desobedientemente, quero lembrar que estou vivo e vou continuar gritando viva a vida”.

# Absurdos continuam

Em 2024, seria impossível acreditar que alguém, alvo de fofocas, foi impedido de entrar no banheiro da empresa por viver com HIV. Para piorar, gerou demissão, o que é proibido quando o motivo é a sorologia.

O nome dado a esse tipo de discriminação, incluindo ofensas, constrangimentos ou divulgação da sorologia sem consentimento, é sorofobia. A Lei 12.984/2012 define que tal atitude é crime.

Pela mesma lei, consideram-se crimes passíveis de punição, com reclusão de um a quatro anos e multa, as seguintes condutas discriminatórias: negar emprego ou trabalho; exonerar ou demitir do cargo ou emprego; segregar no ambiente de trabalho ou escolar; divulgar a condição com intuito de ofender a dignidade; recusar ou retardar atendimento de saúde.

Outra lei, a 14.289/2022, proíbe divulgar informações por agentes públicos ou privados. O sigilo profissional somente poderá ser quebrado em casos exigidos por lei, por justa causa ou por autorização expressa de quem vive com o vírus. Os serviços de saúde, públicos ou privados, assim como os planos privados de saúde, devem obrigatoriamente proteger as informações que as identificam.

O descumprimento da lei sujeita o agente público ou privado às punições previstas na Lei Geral de Proteção de Dados, que é a Lei 13.709, de 2018.

# Tardes de domingos

Em um período curto, foi se aproximando de mim com suas histórias. Estava bem doente, mas seguia brincando. Gostava de rir. A preocupação era com sua mãe. Dizia que a vida era injusta ao permitir que mães perdessem filhos.

O atendimento era no hospital público. As consultas não se alongavam, contudo, o tempo parecia render e o afeto aumentava ao compartilharmos manifestações de carinho.

O sarcoma comprometera vários órgãos, além da pele.

A mãe tinha conseguido colocá-lo como dependente no plano de saúde da empresa e foi internado num hospital da rede privada. O conforto era maior. Por outro lado, seria monitorado pela equipe médica do local e não por mim.

Passei a visitá-lo aos domingos para mantermos o vínculo. Contava suas experiências, tão diferentes das minhas. Eram nossas tardes de domingo. Adorava ficar perto dele. Talvez por saber que faltava tão pouco.

Um dia, o médico foi fazer a visita fora do horário usual e, ao abrir a porta, levou um susto ao nos ver no leito assistindo à televisão. Quando ouvimos barulho, já levantei a cabeça e sentei rapidamente: "Oi, desculpe, entre". Comecei a explicar que estava cansada de ficar sentada e me deitei. Rimos os três, claro!

Morreu durante a internação em 1992. Deixou em mim seu amor e as gargalhadas cravadas no coração. Penso nele e sinto saudades. Agora, além de carinho, amor e solidariedade, posso oferecer tratamento eficaz para preservar a qualidade de vida das pessoas.

Estranho lembrar de tantos que se foram. Alguns tão perto da chegada dos remédios que mudariam a evolução. Deve ser o tempo de vida que há para cada pessoa. Vai ver está escrito nas estrelas.

# Carta de 1991

*"Era o triste ano de 1986. Meus gritos e choro não eram escutados. Médicos não queriam atender. Meu companheiro, minha metade, estava morrendo.*

*Tardes escurecendo e manhãs sem esperança amanhecendo. Nada mais podia ser feito.*

*Fui ao funeral sozinho. Quando fiz o teste, estava com o vírus.*

*O espelho me mostrava outra identidade. Não me reconhecia. Não estava doente, mas não era mais eu.*

*Amigos e parentes desapareceram na enchente de preconceitos. Consegui resgatar minha dignidade da lama.*

*Para não perder o resto da vida reclamando, quis viver e comecei a buscar caminhos. Sem mais lágrimas para chorar.*

*Recebi carinho e conforto no ambulatório. Uma magia me envolveu.*

*No corredor da noite escura, surgiu a mais linda alvorada. Estou vivo! Deixo o meu agradecimento.*

*A vida seguiu e pude ajudar ao me tornar ativista."*

# Rezo na sua cartilha

O ano era 1995. Viajara para outro estado, onde ficaria durante três meses. Como adoeceu, tomou a decisão de voltar ao Rio de Janeiro para buscar internação. Sabia que vivia com HIV.

Devido à aparência, emagrecido e com tosse, foi impedido de embarcar, e a companhia aérea não providenciou suporte algum. Telefonou para um advogado pedindo ajuda. Conseguiu retornar ao Rio e foi internado imediatamente. Corria risco de morte.

Com a ação judicial, foi indenizado devido à discriminação que sofreu.

Em 1992, tinha iniciado o AZT, porém, a eficácia era bastante limitada. De qualquer modo, foi possível esperar os avanços.

Com os novos medicamentos antirretrovirais, alcançou carga viral indetectável e recuperou a imunidade.

Atualmente, apresenta alterações cardiovasculares ligadas à idade e a outros fatores. Por causa disso, brigo com ele porque não gosta de fazer exercícios físicos nem de controlar a dieta.

Clinicamente, vive bem. Adora dizer, sorrindo, que está no lucro e repete a frase: "Rezo na sua cartilha".

# Brinde à amizade

O primeiro papo foi no intervalo de um simpósio, por sermos da mesma especialidade. Ele se mudou para diferentes países. Fui visitá-lo no México. Andávamos e cantávamos pelas ruas de diferentes lugares na madrugada. Viajamos juntos muitas vezes. Sempre foi incrível.

O telefone tocava em qualquer horário por causa do fuso e dava vontade de dizer “estou com saudade” ou “te amo”. Contava sobre a rotina do trabalho no país novo ou sobre os namoros. Eu me divertia ouvindo. O distanciamento foi natural, acontece. Faz parte quando estamos longe fisicamente ou no corre-corre da vida ou quando alguém casa. A amizade fica. O amor é incondicional.

O reencontro fez (e faz) nossos olhos brilharem. Vem ao Rio quando consegue. Abraços apertados.

Ele sempre gostou desse trecho da canção “Por brilho”, de Oswaldo Montenegro:

*As coisas se transformam*
*Isso não é bom nem mau*
*E onde quer que eu esteja*
*O nosso amor tem brilho*
*Vou ver o teu sinal.*

# “Vou ser avô”

Ele estava ansioso para me contar sobre o nascimento do primeiro neto. Essas cenas se repetem quando quem esteve grave, achando que nem veria filhos crescerem, se recupera e ganha oportunidades.

Dez anos se passaram, mas o período difícil permanece na memória. Na minha também. É gratificante perceber essas e outras explosões de vida.

Quando um pai ou mãe adoece, a família inteira fica fragilizada. À medida que a saúde vai se restabelecendo, parece que todo mundo renasce. Programam festas, resgatam relações afetivas, fazem viagens, mostram fotos das crianças que nascem, mandam vídeos dos partos e celebram a vida.

Recentemente, alguns dos meus pacientes tiveram filhos biológicos, saudáveis e sem vírus. A vida brinda a vinda dessas crianças, que simbolizam o êxito da ciência, a mudança dos tempos e a harmonia nos lares onde o clima foi de medo e dor.

# Cada um sabe da sua dor

Parece que, quanto mais o tempo passa, mais difícil fica para contar segredos guardados no fundo da gaveta do pensamento, do coração e da razão.

Vale lembrar que somente pessoas podem ter ou viver com HIV. Afinal, é o vírus da imunodeficiência humana. O problema é que deram um poder estranho ao HIV, sem que nem ele saiba. Parece que se tornou capaz de desumanizar quem está ao redor. As atitudes preconceituosas são irracionais.

No início da epidemia foi pior, sem dúvida. Alguns sequer sentavam na cadeira de pacientes nem compartilhavam talheres ou toalhas. As demissões do trabalho eram regulares. Expulsar de casa também. Nada disso deixou de ser visto, embora seja menos comum ou velado.

Ouvi familiares, nos anos 1980 ou 1990, bastante preocupados com a possibilidade de algum visitante (amigo ou outros parentes) desconfiar do diagnóstico ou da sexualidade do paciente internado. Ficava perplexa, pois isso não deveria importar diante da situação tão grave e muitas vezes terminal.

Pais não contam aos filhos, assim como filhos não falam aos pais e irmãos, mesmo tendo mais de dez anos de tratamento bem-sucedido. Seria culpa? Medo de julgamento? Por quê? O que deveria ser comemorado pelo sucesso obtido fica escondido como se fosse motivo de vergonha.

Há casais em que um (ou uma) vive com HIV e, por saber que não transmite tendo a carga viral indetectável (indetectável = zero transmissão), não compartilha o diagnóstico, independentemente do tempo de casamento.

Leis protegem quanto ao sigilo. A decisão é individual, desde que não tenha ocorrido risco anterior de transmissão para a pessoa (parceria) antes de a carga viral ter se tornado indetectável, pois, se houve, é importante compartilhar o assunto para permitir testar e tratar.

# Amor e conflitos

Nesses anos de profissão, escutei histórias de desamor, expulsão de casa, desrespeito, violências físicas e verbais, assédio moral, abusos, estupros. Engasguei em vários momentos, com nó na garganta, respirando devagar para não desabar no choro.

Recentemente, ouvi a frase "amor não basta" diante de uma situação específica. Optei por me calar. Percebi que não adiantaria argumentar.

Amor é tão imprescindível. Quando presente, nada precisa ser dito, se manifesta nos pequenos gestos, nas palavras, no abraço e nas ações. Respeito e amor se misturam e contribuem para vencer intolerância e preconceitos. Cuidado e amor-próprio não podem ser esquecidos ao querer sempre agradar.

O filósofo Baruch Spinoza (1632-1677) considerava que o amor era sentimento de quem é incompleto e imperfeito; sem amor-próprio. Definição complexa!

Seria o amor dependente de quem não sabe viver sozinho e transforma "em pares" o que nem sempre é possível, gerando risco de relação abusiva com manipulações e cobranças.

Amor basta, sim, pode ser o primeiro passo para trocas e diálogo com respeito às individualidades.

# A vida não espera na estação

Sem saber o porquê, gostava de estações de trens antes mesmo de conhecer. Admirava fotos. Comprava cartões postais de estações de diferentes lugares do mundo para guardar.

Quando tive oportunidade de entrar numa estação, fui só para visitar. Olhava os trens chegando e partindo. Não sei o que me atraía. Muita gente indo e vindo. Algumas chorando na despedida e outras na expectativa da chegada.

Trens parados também me encantavam. Parecia cena de filme. Poderia ficar admirando por horas. O pensamento viajava.

Escolhi o lugar junto à janela quando viajei de trem pela primeira vez. As paisagens passavam pelos meus olhos sem que eu conseguisse fixar nada. Aparentemente eram iguais, mas eu sabia o quanto eram distintas. Cada lugar com suas histórias e peculiaridades.

O trem vai e vem diariamente. Não espera quem se atrasa. Como se fosse um alerta para lembrar que a vida segue em frente sem parar e não volta do mesmo jeito.

Ao ouvirmos o apito do trem, brota a esperança de algo novo, outros caminhos.

São imagens que representam tanto. Simbolismo forte. Cenas registradas na mente.

# Onde come um nem sempre comem dois

"Quando vem uma criança para reatar relações acabadas e em situações precárias, não há ditado que faça a vida ser salva. Onde um já come mal, imagine dois ou mais. Todos comem mal, vivem mal, vestem-se mal, não ganham presente de Natal, não vão ter brinquedo nem festa de aniversário e crescem vendo outras crianças com oportunidades que, provavelmente, nunca terão. Odeio romantizar a pobreza."

Foi triste ouvir o áudio desse jovem que estava vivendo o luto de mais de uma perda na mesma semana. Como consegue ser forte diante de tamanha dor? Ele mesmo me respondeu que é e sempre foi a única saída.

Sozinho resolveu trâmites no IML sem nenhuma experiência. Tenho o dobro da idade dele e, mesmo assim, aprendo com ele.

Essa história me faz lembrar um trecho do poema "Os ombros suportam o mundo", de Carlos Drummond de Andrade:

*Ficaste sozinho, a luz apagou-se,*
*mas na sombra teus olhos resplandecem enormes.*
*És todo certeza, já não sabes sofrer.*
*E nada esperas de teus amigos.*

*Pouco importa venha a velhice, que é a velhice?*
*Teus ombros suportam o mundo*
*e ele não pesa mais que a mão de uma criança.*
*As guerras, as fomes, as discussões dentro dos edifícios*
*provam apenas que a vida prossegue*
*e nem todos se libertaram ainda.*
*Alguns, achando bárbaro o espetáculo,*
*prefeririam (os delicados) morrer.*
*Chegou um tempo em que não adianta morrer.*
*Chegou um tempo em que a vida é uma ordem.*
*A vida apenas, sem mistificação*

# Agonia do prazer

Atendi ao telefone e ouvi: “Doutora Marcia?”. Estranhei, porque raramente me chamam assim. A pessoa continuou: “Estou ligando para informar que o fulano morreu de overdose”.

Completaria 27 anos e nunca estivera doente. Era saudável e bem resolvido em relação à sexualidade e ao diagnóstico de infecção pelo HIV. Teve convulsão seguida de parada cardíaca. “Errou na dose ou na mistura”, como disse o rapaz ao telefone.

De uns anos para cá, mais e mais drogas sintéticas vêm sendo utilizadas. Há muitas interações entre elas.

O sexo químico *(chemsex)* se tornou prática comum, especialmente entre homens que fazem sexo com homens. O predomínio é de jovens. São usadas substâncias psicoativas antes ou durante o ato sexual para desinibir ou aumentar o prazer.

O início pode ser por curiosidade, por sair com alguém que utiliza ou por pressão de amigos. O problema surge ao experimentar e gostar da sensação de prazer, correlacionando, então, sexo com drogas.

Conhecer os riscos previne efeitos colaterais graves e morte. Buscar estratégias de proteção para infecções sexualmente transmissíveis (IST) e HIV precisam ser incluídas nas medidas de redução de danos. Dependendo da quantidade, das associações e do tempo de uso, ocorre comprometimento do fígado, AVC, infarto do miocárdio e morte.

Os riscos são proporcionais ao tipo de droga e às combinações. As mais consumidas são álcool, maconha, cocaína, ketamina, ecstasy, LSD, GHB, metanfetamina e *poppers*. Os energéticos, que têm sido tomados indiscriminadamente, podem piorar os efeitos de drogas e provocar arritmias e infarto do miocárdio, de acordo com quantidade e misturas, inclusive com álcool.

O GHB apresenta limiar muito baixo entre dose recreativa e dose tóxica. Por isso, é comum a overdose. Quando usado com álcool ou ketamina, aumenta o risco de morte.

Ketamina com álcool, ou com cocaína ou com *poppers*, favorece parada cardíaca, convulsão e morte súbita.

Sildenafila e demais agentes estimuladores da ereção misturados aos *poppers*, ou à cocaína, ou à metanfetamina apresentam maior risco de infarto agudo do miocárdio.

O GHB não tem sabor nem odor e costuma ser envolvido no crime conhecido como "Boa noite, Cinderela". É adicionado a qualquer tipo de bebida, mesmo sem álcool, sem que a vítima perceba mudança de gosto. A partir de então, pode haver roubo seguido ou não de violência sexual.

As tabelas de interações precisam ser amplamente divulgadas para reduzir danos e mortes. O consumo dessas substâncias pode agravar ou desencadear quadros psiquiátricos, como pânico, depressão, ansiedade e surtos psicóticos.

Os aplicativos facilitaram acesso ao sexo e ampliaram a experiência com drogas. Neles, os usuários citam as possíveis práticas sexuais, as drogas e a intenção de usar ou não camisinha.

Todas as novas práticas podem aumentar risco de exposição ao HIV e às outras IST, incluindo as hepatites virais. O ideal seria que informações ficassem disponíveis nos aplicativos, plataformas, boates, saunas etc.

O conhecimento sobre PEP (Profilaxia Pós-Exposição), que deve ser iniciada até 72 horas do risco de exposição e usada por 28 dias, deveria ser mais divulgado. A PrEP (Profilaxia Pré-Exposição), com uso diário de medicamentos antirretrovirais específicos, deveria poder ser acessada mais fácil e amplamente.

São estratégias cientificamente comprovadas e importantes na prevenção da infecção pelo HIV, especialmente para quem, por qualquer razão, não faz uso consistente do preservativo.

# Slamming, slam ou slamsex

Foram quatro dias sem interrupção: drogas, sexo, nada para comer, sem água. Emagreceu cerca de dez quilos rapidamente. A desnutrição era visível.

Quando o conheci, parecia estável emocional e financeiramente. Estudou e se formou na profissão que escolheu. Trabalhava e ganhava bem.

Experimentou a metanfetamina para se sentir desinibido. Gostou e aumentou o número de vezes. Não fazia mais efeito, e resolveu injetar. Não conseguiu parar. Por sorte, uma amiga ciente de tudo, no desespero de ver que ele estava morrendo, pediu ajuda para interná-lo.

Quando não é possível suspender as drogas durante relações sexuais, prática conhecida como *chemsex* (ou sexo químico), a redução de danos pode incluir vários cuidados.

As drogas, predominantemente inaladas, costumam passar à forma injetável quando deixam de produzir os efeitos com doses prévias. Contudo, terão mais efeitos colaterais e risco de morte.

O ideal é ter alguém próximo que saiba, inclusive, o tipo de droga e os locais onde a pessoa frequenta para permitir a intervenção se não retornar. São comuns crises de pânico e surtos psicóticos quando o uso de drogas é contínuo, por dias consecutivos. Perdas sucessivas estão ocorrendo e se tornando irreversíveis (perda de prazos, emprego etc).

Infarto do miocárdio, AVC e morte súbita podem ser decorrentes da combinação de drogas entre si ou por serem misturadas ao álcool ou a energéticos.

Estratégias de prevenção de HIV e de outras infecções sexualmente transmissíveis (IST) nem sempre são lembradas, como o uso do preservativo. Por isso, PrEP e vacinas (HPV e hepatites A e B) devem ser recomendadas rotineiramente; PEP tem indicação se PrEP não estiver sendo realizada; e quem fez PEP mais de uma vez deve ser avaliado em relação à possível indicação de PrEP.

As medidas de redução de danos salvam vidas e nenhum julgamento deve ser feito pelo profissional que atende.

# HIV e cigarro

Sempre digo que não trato do vírus e sim da pessoa, para lembrar que o cuidado tem que ser integral.

Não é simples quando o cigarro vira assunto. Explico o que significa inflamação, risco aumentado de doença pulmonar obstrutiva crônica (DPOC) e de infecções pulmonares em fumantes que vivem com HIV, aumento do risco de hipertensão arterial, AVC, infarto do miocárdio e de outras doenças cardiovasculares, complicando ainda mais se houver obesidade. Estudos recentes mostraram que o risco de câncer de pulmão também é maior em quem vive com HIV e fuma.

O tabagismo é considerado uma epidemia que ameaça a saúde pública no mundo, matando mais de oito milhões de pessoas por ano, sendo que mais de um milhão das mortes são de fumantes passivos. Há mais de um bilhão de tabagistas no mundo, 80% em países de baixa e média renda, favorecendo doenças ligadas ao fumo.

Ao parar de fumar, em média de três meses, a pessoa melhora a circulação sanguínea e a função pulmonar. A tosse e a falta de ar costumam diminuir entre um e nove meses. Em um ano, cai o risco de doença coronariana e, em cinco, o de acidente vascular cerebral. Em dez anos, há redução do risco de câncer de pulmão, assim como o de outros tipos de câncer.

Não há nível seguro de exposição ao cigarro nem para fumantes passivos, que também adoecem de câncer e de outros problemas.

Muitos fumantes pensam em parar e não conseguem. O cigarro está incorporado aos hábitos diários e ao prazer.

A Constituição Federal do Brasil determinou, em 1988, que a publicidade do tabaco deveria ter restrições legais e conter advertências sobre os malefícios. As campanhas, incluindo as imagens em vários locais, já avaliadas em estudos, comprovam a redução do número de adolescentes que começam a fumar e o aumento do universo de usuários que param. Adultos passam a se preocupar com a saúde de não fumantes ao redor, principalmente crianças.

O Brasil lançou, em 2004, a segunda série de advertências de saúde, com imagens e mensagens nos pontos de venda: "Venda proibida a menores de 18 anos, segundo as leis 8.069/1990 e 10.702/2003" e "Este produto contém mais de 4.700 tóxicos e nicotina, que causam dependência física e psicológica. Não há níveis seguros para o consumo dessas substâncias".

É alta a prevalência de fumantes no grupo de pessoas vivendo com HIV (cerca de 40%). A contradição é que foi alcançada uma redução drástica da mortalidade por aids graças ao tratamento antirretroviral. E o tabagismo, indiscutivelmente, reduz a longevidade e a qualidade de vida dessas pessoas. A perda é de cerca de 15 anos em relação a quem não vive com HIV.

Nunca é fácil conscientizar sobre a importância de parar de fumar.

# A vida segue

*"O ano era 2020, estávamos na pandemia da covid e tive herpes. Como sou da área da saúde, pensei em me medicar, mas fui procurar uma médica proctologista, que me examinou e pediu exames de infecções sexualmente transmissíveis, dentre eles o teste do HIV. Achei desnecessário, mas fiz. Fui buscar o resultado e algo estava estranho. O do HIV era o único não liberado. A atendente me chamou separadamente e imprimiu o resultado: reagente. Não sei o que me deu e não raciocinei. Fui para casa. Na consulta, a médica perguntou se tinha visto o resultado. Foi quando desabei no choro e ela me abraçou. Fui encaminhado para fazer exames confirmatórios e agendaram a consulta com o infectologista. Resolvi procurar informações na internet e encontrei a Dra. Marcia Rachid, médica de outro estado. Escrevi no Instagram. Recebi a resposta que me fez ter uma nova visão de que é possível viver com HIV. Estava cheio de dúvidas. Consultas e conversas me mostraram que a vida segue e me reergui. Levo uma frase comigo: é hora do reagente reagir. Decidi estudar, passei num concurso. Trabalho mais de 12 horas por dia. O HIV não me limita. Há cinco anos, vivo com HIV. Sinto fome de viver. A carga viral está indetectável. Sei que não transmito".*

Esse depoimento foi em 2020, porém, nesses mais de 40 anos de epidemia, as dúvidas e o desespero parecem ser sempre os mesmos em qualquer momento. O medo é tão irracional que faz a pessoa acreditar que a vida está por um fio.

# Era isso?

O telefone tocou, algo incomum nestes tempos em que os contatos são feitos quase exclusivamente por mensagens de WhatsApp. Parece que ninguém mais telefona. Era do consultório da ginecologista e foi a própria quem perguntou se ela poderia ir lá para conversarem. O que teria dado naquele exame feito "de rotina"? A cabeça ficou a mil por hora.

Resolveu esquecer até chegar a data. A médica estava bem tensa. Pediu que sentasse e ofereceu um chocolate. Tudo tão estranho. Definitivamente, concluiu que algo grave estava ocorrendo. Piorou quando a profissional puxou a cadeira, a posicionou ao seu lado, a abraçou e explicou que existia tratamento.

Ela virou e perguntou: "Estou com câncer? Fala logo, por favor".

A ginecologista respirou e continuou: "Seu exame mostrou que você foi exposta ao HIV".

Ela deu uma gargalhada e gritou: "Era isso? Vivo com HIV há 30 anos! Eu me trato e nunca adoeci. A carga viral está indetectável e não transmito o vírus. Apenas não achei que a primeira consulta fosse o melhor momento para contar".

# Viveu para transformar

Conheci o Betinho, Herbert José de Souza, em 1986, no Ibase (Instituto Brasileiro de Análises Sociais e Econômicas), quando convidou um grupo para uma primeira reunião com a proposta de fundar a Abia (Associação Brasileira Interdisciplinar de Aids), criada, oficialmente, em maio de 1987. A missão era atuar no enfrentamento de desafios decorrentes da epidemia, com base nos princípios da solidariedade, da justiça social e da democracia.

Nasceu em Minas Gerais e herdou a hemofilia, assim como os irmãos, o cartunista Henfil e o músico Chico Mário. Descobriu o diagnóstico de infecção pelo HIV em 1986 e se sentia sufocado pelas circunstâncias. Todo mundo estava morrendo sem nenhuma proposta de tratamento.

Indiscutivelmente, exerceu papel fundamental ao se posicionar como pessoa vivendo com HIV. Incentivou diretamente na construção de políticas públicas. Era graduado em Sociologia e Política de Administração Pública.

Foi homenageado como "o irmão do Henfil" na canção "O bêbado e a equilibrista", de João Bosco e Aldir Blanc, gravada por Elis Regina.

Em 1993, virou símbolo da Ação da Cidadania Contra a Fome, a Miséria e pela Vida, envolvendo a sociedade e arrecadando quantidades impressionantes de alimentos. A missão era tirar 32 milhões de pessoas da situação de fome e insegurança alimentar.

Seu legado de ações solidárias permanece. O problema é que a pandemia de covid aumentou a desigualdade social.

Em 1994, lançou a campanha Natal sem Fome e, em 1995, assinou a "Carta da Terra" para incentivar cidadãos e a sociedade civil organizada a participar da luta pela democratização da terra.

Henfil e Chico Mário morreram de aids em 1988, e Betinho, em 9 de agosto de 1997.

> *"O maior desafio deixado por Betinho talvez seja a capacidade de indignar-se e reagir frente às injustiças e exclusões. Sem sombra de dúvida, Betinho foi um grande lutador. Lutou pela vida antes de tudo; pela sua própria vida e a de todos nós."*
> (Cândido Grzybowski, sociólogo e diretor de planejamento do Ibase).

# Efeito colateral

"Comecei a ler seu livro 'Sentença de vida'. Os relatos são de um mundo até aqui bem distante para mim. Um mundo que lembrava existir nas manchetes de algum meio de comunicação. Após a leitura, dentre os diversos efeitos colaterais, observei em mim um interesse e uma curiosidade que nunca tive pelo tema."

Recebi essa mensagem em março de 2024. Acredito que a melhor maneira para conquistar parcerias seja pela emoção e pelos exemplos.

Fiquei surpresa por ser de alguém que não conhecia, com quase 80 anos, que apresentara uma infecção de pele, comumente associada ao HIV, porém sem nenhuma relação nesse caso específico.

Eu o mediquei e, sem perceber, provoquei a tal curiosidade, pois estranhava meu questionamento diário sobre sua recuperação.

Procurou meu nome na internet e encontrou entrevistas.

Descobriu que eu escrevera o livro "Sentença de vida". Enviou a foto do dia em que o adquiriu.

Engraçado perguntar de que planeta eu viera. Não fiz nada fora do habitual, mas possibilitei esse novo olhar para um assunto distante da realidade dele.

Fiquei feliz com o resultado. Eu agia de forma semelhante nos hospitais ao perceber medo nas equipes profissionais. Sentava no leito, combinando previamente, para mostrar que não havia riscos.

Programava cenas quase teatrais para acalmar quem trabalhava apavorado ou os que apareciam para as visitas.

Desinformações causavam medo todo o tempo. Pior que a falta de proposta terapêutica foi enfrentar preconceitos, que, aliás, continuam quase imutáveis.

# Cada mão que segurei

O tempo passou. Mais de 40 anos da profissão que escolhi e tanto amo. Não sei como explodiu em mim essa vontade. Virou certeza. Contam que, ainda muito pequena, declarava, em determinadas circunstâncias, que conseguiria "tirar a dor" de quem sofria.

Faz bem olhar para trás e ver que conquistei espaços. Atingi metas, realizei sonhos, ganhei amigos e presentes da vida.

Desfilei na avenida do coração daqueles que viram em mim a esperança de mudar a evolução da história. Posso dizer que deu certo. Fui testemunha da realização de pequenos e grandes sonhos. Essa emoção é extraordinária.

A medicina não necessariamente permite curar, mas cuidar significa aliviar dor do corpo e da alma.

Em momentos cruciais, segurar a mão ou dar um abraço resulta em serenidade, gera conexão e conforta. Transmite amor e solidariedade. Faz carinho no coração. Lembro de sorrisos que recebi em troca. Amor é contagiante.

A sensação que carrego é de dever cumprido, o que não quer dizer que tenha atingido a linha de chegada.

Desafios continuam por todos os lados.

Este livro utilizou as fontes Gilroy, Jordan e Glosa Text e foi impresso em novembro de 2024, em papel Pólen Bold 90g, na Mult Graphic, 42 anos depois de Marcia Rachid se tornar médica.